의자병

의자병

초판 1쇄 인쇄 2026년 3월 5일
초판 1쇄 발행 2026년 3월 10일

지은이 최성민
펴낸이 오세인 │ 펴낸곳 세종서적(주)

국장 주지현 │ 편집 최정미, 김민애
표지 디자인 이윤임 │ 본문 디자인 김미령
본문 일러스트 김규준
마케팅 조소영 │ 경영지원 홍성우

출판등록   1992년 3월 4일 제4-172호
주소   서울시 광진구 천호대로132길 15, 세종 SMS 빌딩 3층
전화   (02)775-7011
팩스   (02)776-4013
홈페이지   www.sejongbooks.co.kr
네이버 포스트 post.naver.com/sejongbooks
페이스북   www.facebook.com/sejongbooks
원고 모집   sejong.edit@gmail.com

ISBN 979-11-24255-08-7 03510

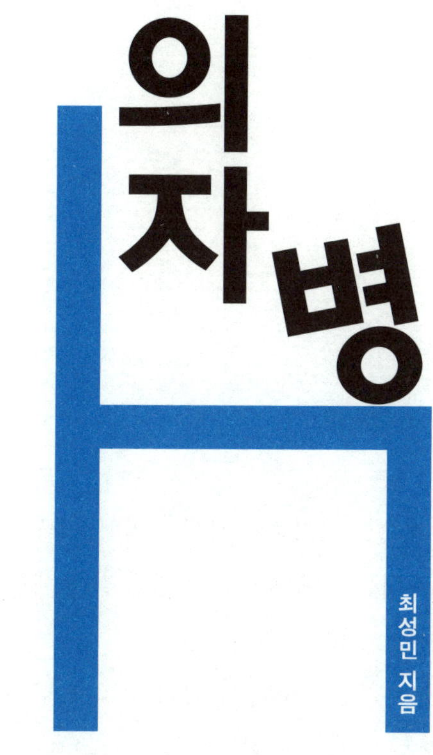

몸을 망치는 의자
의자병
몸을 살리는 자세
최성민 지음
세종

지금 이 책을 읽고 계시는 여러분의 자세는 어떤가요?

랩톱으로 작업을 하는 저에게 누군가 이런 말을 해주었습니다.

"모니터는 눈높이로 올리는 게 좋다."

"랩톱은 모니터와 키보드가 붙어 있어서 자세에 더 좋지 않으니 거치대에 올려서 쓰고, 블루투스 키보드를 따로 사용하라."

그때는 응응, 대충 대답하고 말았습니다. 그 말이 와닿지 않을 때였으니까요. 그런데 그러고 나서 2~3년 후, 어느 날 갑자기 목이 안 움직이지 뭡니까?

정형외과를 두루 섭렵한 분으로부터 "이럴 때는 그분한테 가야 해"라는 말을 듣고 '그분'을 찾아갔습니다. 최성민 선생님을 소개받아 치료를 시작한 게 바로 그때입니다. 찌릿찌릿하던 목은 금세 풀렸고, 선생님 덕분에 운동도 시작했습니다. 물리적 치료와 병행할 재활 운동을 자연스레 연결해주셨거든요. 사실 제가 하고 싶었던 운동은 태권도(붙어서 대련할 게 민망해서 배운 적 없음)나 합기도(기합 넣는 게 창피해서 시도한 적 없음) 같은 것이었습니다. 밤길에 깡패라도 만나면 '너 나한테 잘 걸렸다' 하고 물리칠 수 있는 종목이라 끌렸던 건데, 선생님은 "그런 건 아직 안 된다"라고 딱 잘라 말해주셨습니다. 제 몸은 그런 본격적인 운동을 하기 위한 치료를 먼저 해야 하는 수준이라고요.

그 말씀을 듣기 전까지는 제 상태가 그 정도로 심각하다고는 생각해본 적이 없었습니다. '내 나이 또래 중 몇 퍼센트나 운동에 그렇게 매진해서 살겠나?', '하나같이 나 같은 수준 아닐까?' 그렇게 여겼거든요. 그런 면에서 최 선생님께 치료를 받으며 가장 달라진 것은 마음가짐이라고 할 수 있겠네요. 전에는 어디가 좀 불편해도 '다 그런 거지', '나이 들어가면 어쩔 수 없는 거지' 하고 말았거든요. 개선할 수 있다는 생각은 별로 해본 적이 없었어요.

어느 날 갑자기 목이 움직이지 않게 되었다고 했지만, 진짜 그런 건 아닐 겁니다. 전부터 신호가 있었는데 그걸 무시하고, 당장 아프지 않다고 꼭 필요한 조언도 넘겨버리다 어느 날 한계에 이른 겁니다.

한계에 맞닥뜨리고 나서야 부랴부랴 병원을 찾는 저 같은 사람을, 이 책이 한 명이라도 줄여주기를 바랍니다. 선생님께서 글로 소개해주신 여러 건강 관련 사항이 글로만 존재하지 않고 실현될 수 있기를 바랍니다.

이 책을 읽으시는 지금, 거북 목으로 다리를 꼬고 계시지는 않나요?

이수연 | 드라마 「비밀의 숲」 시즌 1, 2 작가

격투기 선수로 오랜 시간 몸을 써오면서 크고 작은 통증은 익숙하다고 생각했습니다. 하지만 어느 순간부터 이유 없이 반복되는 허리 통증과 어깨 불편함이 경기에까지 영향을 주기 시작했습니다. 그때 만난 분이 바로 이 책의 저자, 최성민 선생님입니다. 진료를 받으며, 단순한 스트레칭이나 치료만으로는 해결되지 않는 문제들이 '앉는 자세' 하나에서 시작될 수 있다는 사실을 처음 깨달았습니다.

이 책은 단순한 의자 사용 설명서가 아닙니다. 바른 자세가 왜 중요한지, 어떻게 앉아야 내 몸이 망가지지 않는지를 알려주는 실전형 안내서입니다. 운동도 그렇지만, 자세는 '나빠지기 전에 고치는 것'이 가장 중요합니다. 저처럼 몸을 쓰는 선수는 물론이고, 하루 종일 책상 앞에 앉아 있는 학생, 직장인, 운전자 모두에게 꼭 필요한 책이라고 확신합니다.

정찬성(코리안 좀비) | 종합 격투기 선수

당신의 몸이 불편해진 이유가 무엇일까요? 병원에서 진단받은 수많은 병명, 그 진짜 원인은 무엇일까요? 이 책은 그 해답을 '올바른 자세'에서 찾습니다. 저자는 의료기관에서 20년 이상 근무하며 다양한 임상 경험을 쌓고 수많은 문헌을 연구한 끝에, 현대인의 잘못된 좌식 생활 습관이 문제의 근원임을 깨닫고 다양한 상황에서 올바르게 의자에 앉는 방법을 구체적으로 소개합니다. 많은 분이 이 책을 통해 고통에서 해방되는 즐거움을 만끽하시길 바랍니다.

오승길 | 대한척추교정물리치료학회장, 체육학 박사

최성민 선생님은 매 순간 새로운 것을 연구하고 배우려는 자세를 지니고 계시며, 이를 환자들의 치료에 적용하십니다. 상태가 좋지 않은 환자에게도 희망을 잃지 않도록 초지일관 긍정적인 태도를 유지하시지요. 그 결과 많은 환자가 육체적·심리적으로 호전되는 모습을 보여줍니다. 특히 여러 병원을 전전하며 낙담하고 치료를 포기했던 분들이 선생님을 만나 기적처럼 회복해 걸어 나가는 모습을 자주 목격하곤 합니다. 저 역시 만성 좌골신경통 관련 질환으로 꾸준히 치료를 받으며 큰 효과를 보았고, 현재는 남편과 딸까지 함께 치료를 받고 있습니다.

선생님께서 책을 쓴다고 하셨을 때 기대가 컸고, 초고를 읽으며 그 기대가 현실이 되었음을 느꼈습니다. 선생님의 임상이 고스란히 담겨 있어서 무척 흥미롭고 유익했습니다. 선생님 특유의 유쾌한 에너지와 유머 감각도 책의 매력을 더해주었습니다. 근골격계 질환으로 고통받고 있는 분들에게 이 책이 한 줄기 빛이 되었으면 합니다.

강명자 | 꽃마을한의원 병원장, 경희대 여성 박사 1호,
『삼신할미, 음양의 파도를 넘어』 저자

바르게 앉는 것은
삶을 바꾸는 일이다

2018년 늦가을, 퇴근길이었다. 갓 백일 된 둘째 아이가 보고 싶어 들뜬 마음으로 차를 몰고 가던 중이었다. K고등학교 앞 신호등에 멈춰 섰을 때, 뒤에서 달려오던 차량이 내 차를 세게 들이받았다. 충격에 앞 차까지 밀리면서 결국 차량 세 대가 연쇄 충돌하는 큰 사고로 이어졌다. 정신을 차리고 차에서 내리려던 그때, 왼쪽 다리에 힘이 풀려 그대로 주저앉고 말았다.

MRI 검사 결과는 충격적이었다. 목과 허리의 디스크가 파열되어 신경을 압박하고 있었다. 한때는 자전거에 텐트를 싣고 서울에서 부산까지 달릴 만큼 건강했는데, 사고 이후에는 평범하게 앉아 있는 것조차 고통스러웠다. 특히 운전석에 오래 앉거나 사무실 의자에 앉아 있다 일어설 때마다 알 수 없는 통증이 반복되었다.

이 지긋지긋한 통증이 단순히 디스크만의 문제가 아니라는 사실

을 깨닫는 데는 오래 걸리지 않았다. 문제의 근본 원인은 '앉는 자세'
라는 일상 습관이었다. 치료와 병행해 앉는 방식을 바꾸자, 비로소 통
증이 눈에 띄게 줄기 시작했다.

우리는 하루 동안 얼마나 오래 앉아 있을까? 평균적으로 8시간 이
상을 앉아서 보낸다. 출퇴근길, 업무, 식사, 휴식까지 포함하면 앉아
있는 시간이 잠자는 시간보다 더 길 때도 있다. 그 긴 시간을 잘못된
자세로 보낸다면 어떻게 될까? 집중력은 떨어지고, 두통과 요통에 시
달리며, 심지어 인간관계까지 위축될 수 있다. 거짓말처럼 들리는가?
2002년 세계보건기구WHO는 장시간 좌식 생활의 위험성에 대해
공식적으로 경고했다. 의자병으로 인해 허리 통증, 목 디스크뿐 아니
라 소화 불량, 면역 저하, 두통, 집중력 저하, 심리적 문제까지 발생할
수 있다는 것이다. 하지만 정작 대부분의 사람들은 '앉는 법'을 제대
로 배운 적이 없다. 이 책은 바로 그 '앉는 법'을 다시 배우는 여정을 담
았다.
20년 넘게 물리치료사로 환자들을 만나면서 느낀 것은 단순하다.
검사상 이상이 없는데도 통증을 호소하는 사람들이 매우 많다는 점이
었다. 목과 허리에 특별한 이상이 없다는 결과를 받아들고도 여전히
고통 속에 사는 경우가 흔하다. 왜 그럴까? 원인은 '고정된 자세'에 있
다. 어깨를 펴고 등을 꼿꼿이 세우는 것이 좋은 자세라고 믿지만, 그러
한 긴장이 오히려 통증을 만든다. 우리가 바른 자세라고 생각한 습관
이 사실은 몸을 지치게 하는 나쁜 자세일 수 있다.

앉는 자세를 바로잡는 것만으로도 두통과 통증이 완화되는 경우가 많다. 환자들은 소화가 잘 되고 자세가 교정되는 경험을 나에게 이야기한다. 이름만 대면 알 만한 연예인들 역시 '앉는 방식' 하나만 바꿔서 통증에서 벗어났다. 해답은 좋은 의자나 비싼 의자가 아니었다. 올바른 앉기 습관이었다.

나는 지난 20여 년 동안 4만 건이 넘는 환자를 치료해온 물리치료사이자, 교통사고 이후 허리 통증을 겪었던 환자이기도 하다. 그래서 이 책에는 단순한 지식이 아니라 실제로 도움이 되는 경험과 노하우를 담았다. 치료실에서만이 아니라, 일상에서 어떻게 바른 자세를 익히고 습관화할 수 있는지에 초점을 맞추었다.

책은 다음과 같은 내용을 다룬다.

- 나의 자세, 어디서부터 잘못된 것일까?
- 직업별·증상별로 달라지는 올바른 앉기 자세는 무엇일까?
- 의자에 앉은 채로 할 수 있는 간단한 스트레칭과 근력 운동에는 어떤 것들이 있을까?
- 소화, 면역력, 심지어 정신 건강까지 지켜주는 올바른 '앉는 습관'은 무엇일까?

시중에는 자세 교정이나 통증 완화에 관한 책들이 많다. 대부분 비슷한 자세와 같은 운동법만 반복한다. 그러나 이 책은 다르다. 내 몸, 내 직업, 내 생활 패턴에 맞는 바른 자세를 알려주는 맞춤형 설명서다.

운동을 꾸준히 하는데도 늘 허리가 아픈 사람, 병원에서는 이상이 없다는데 두통이 계속되는 사람, 수백만 원짜리 의자를 샀는데도 여전히 불편한 사람, 바로 이런 사람들에게 꼭 필요한 책이다.

이 책은 직업과 연령대, 통증 유형에 따라 자세를 진단한다. 그리고 쉽게 따라 할 수 있는 의자 위 스트레칭과 근력 운동을 소개하고, 통증을 유발하는 생활 습관을 어떻게 바꿀 수 있는지를 알려준다. 하루 종일 앉아 있는 직장인, 컴퓨터와 스마트폰에 몰두하는 학생, 장시간 운전하는 기사들, 골다공증이나 근감소증을 겪는 고령자들까지, 당신의 상황에 맞는 바른 자세를 구체적으로 안내한다.

우리는 하루의 절반 이상을 의자에 앉아서 보낸다. 결국 어떤 자세로 앉아 있느냐가 삶의 질을 결정한다. 통증을 줄이는 것을 넘어, 집중력을 높이고, 사람들과의 관계를 즐기며, 더 활기찬 하루를 보내는 출발점은 바로 '앉는 자세'다. 보기 좋은 자세가 아니라, 진짜 내 몸이 편안해지는 자세 말이다. 이 책이 그 여정의 출발점이 되어주기를 바란다.

2026년 2월

최성민

차례

1장

모든 문제의 시작은 '의자'였다

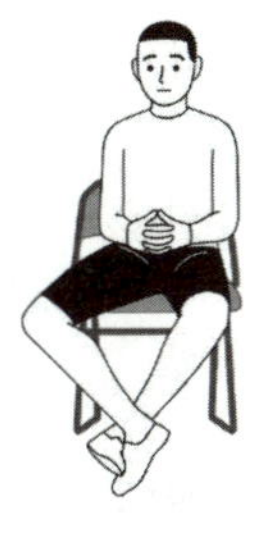

4장

직업과 생활 패턴에 따른 의자 사용법

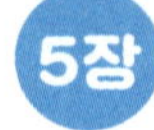

5장

통증 없이 오래 앉아 있으려면?

6장

의자에서 시작하는 건강한 운동 습관

우리는 하루 대부분을 의자에서 보내지만, 그 시간이 몸에 어떤 영향을 미치는지 깊이 생각해본 적은 거의 없다. 이 장에서는 잘못된 앉는 자세가 근골격계 통증을 넘어 소화 장애, 혈액 순환 문제, 정신 건강까지 어떻게 연결되는지를 살펴본다. 두통, 허리 통증, 만성 피로가 단순한 노화나 스트레스 때문이 아닐 수도 있음을 알게 될 것이다. 의자가 편안할수록 몸은 더 망가질 수 있다는 역설적인 진실도 함께 다룬다. 그리고 바른 자세 하나로 삶의 컨디션이 어떻게 달라질 수 있는지를 실제 사례와 함께 보여준다.

1장

모든 문제의 시작은
'의자'였다

앉아 있는 시간이
당신의 건강을 갉아먹는다

운동만 열심히 하면 건강을 지킬 수 있다고 믿는 사람들이 많다. 그러나 하루 10시간 이상 앉아 있는 습관만으로도 우리 몸에는 심각한 위험이 따른다. 연구에 따르면, 장시간 앉아 지내는 생활은 심부전 위험을 45퍼센트, 심혈관 질환으로 인한 사망 위험을 62퍼센트까지 높이는 것으로 나타났다.[•]

젊고 건강한 사람이라도 예외는 아니다. 오래 앉아 있는 생활이 계

[•] 가속도계로 측정된 좌식 생활과 미래 심혈관 질환 위험에 관한 연구Accelerometer-Measured Sedentary Behavior and Risk of Future Cardiovascular Disease, 국제학술지『미국심장학회지Journal of the American College of Cardiology, JACC』, 2024.

속되면 신체 기능 저하와 인지력 저하 위험이 커질 수 있다는 보고가 이어지고 있다. 여성의 경우 활동량이 많을수록 유방암 위험은 낮아지지만, 하루 종일 앉아 지낼 경우 악성 암 발생률이 두 배 이상 높아진다는 보고도 있다.

"3시간 앉아 있는 것은 담배 1.5갑을 피우는 것과 같다"는 말은 결코 과장이 아니다. 허리 통증을 비롯해 당뇨병, 고혈압, 통풍, 전립선 질환, 우울증까지……. 앉아 있는 시간이 길어질수록 우리 몸 전체는 서서히 무너져간다.

과거에는 물리치료를 노년층만 받는다는 인식이 강했다. 하지만 지금은 상황이 달라졌다. 실제로 병원을 찾는 환자 중에 10대 후반에서 30대 사이의 젊은 층이 눈에 띄게 늘고 있다. 공부와 업무, 게임 등으로 하루 반나절 이상을 앉아서 보내는 생활 습관이 젊은 세대의 건강을 위협하고 있는 것이다.

2021년 10월, 세계적인 K팝 그룹의 한 멤버가 병원을 찾았다. 정강이 통증이 심해 공연 중에도 의자에 앉아 있어야 할 정도였다. 다행히 대학병원에서 진행한 정밀 검사에서는 큰 이상이 발견되지 않았다. 근육에 염증이 생겨 통증이 심해졌을 것이라는 진단이었다.

그가 치료실로 들어올 때 가장 먼저 눈에 띈 것은 명품 브랜드 슬리퍼였다. 슬리퍼를 신고 절뚝거리며 걷는 모습만 봐도 통증이 상당하다는 것을 알 수 있었다. 문제는 2주 뒤에 예정된 LA 공연이었다. 어떻게든 그 전까지 회복해야 하는 상황이었다.

나는 원인을 찾기 위해 안무 동작부터 생활 습관까지 꼼꼼히 살폈다. 다른 멤버들과 비교해 특별히 무리가 되는 안무는 없었다. 다만 발목을 사용하는 동작이 많은 안무라 어느 정도 부담이 되었을 가능성은 있었다. 그러나 내 경험상 통증의 원인은 대부분 일상 속 사소한 습관에 숨어 있다. 그래서 평소 생활 습관을 하나하나 물어보았지만, 뚜렷한 문제점은 쉽게 드러나지 않았다.

침대에 누우라고 한 뒤 신발을 벗기려는 순간, 나는 깜짝 놀랐다. 신발 무게가 마치 아령을 드는 것처럼 묵직했기 때문이다. 그 순간 원인을 짐작할 수 있었다.

"평소 연습할 때는 어떤 신발을 신고 하세요?"

"신발 갈아신는 게 귀찮아서 그냥 지금 신고 온 슬리퍼를 신고 연습해요."

"이렇게 무거운 신발을 신고 춤 연습을 하니 정강이 근육에 무리가 간 겁니다."

그가 통증을 느낀 부위는 발목을 들어 올리는 역할을 하는 전경골근•이었다. 무거운 신발을 신고 하루 종일 발목을 들었다 내렸다를 반복했으니, 근육에 무리가 갈 수밖에 없었다.

그는 신발이 협찬이라 아예 안 신을 수는 없다고 했다. 그래서 나

• 종아리 앞쪽, 정강뼈 안쪽에 있는 근육. 정강뼈와 그 옆의 뼈를 연결하는 막(뼈 사이막)의 윗부분에서 시작해, 발 안쪽에 있는 쐐기뼈와 첫째 발허리뼈(엄지발가락으로 이어지는 뼈) 바닥에 붙는다. 발을 등쪽으로 굽히고 안쪽으로 뒤집는 작용을 한다.

는 공식적인 자리에서만 그 신발을 신고, 연습할 때는 반드시 가벼운 운동화를 신을 것, 병원에 올 때도 가벼운 슬리퍼를 신을 것을 권했다.

다음 날 그가 다시 병원을 찾았다. 이번에는 가벼운 삼선 슬리퍼 차림이었다.

"통증은 좀 어떠세요?"

"어제보다 절반 이상은 줄었어요. 설마 신발 때문에 아플 줄은 꿈에도 몰랐어요. 너무 신기하네요."

이후 그는 완전히 회복했고, 지금까지 별다른 문제 없이 생활하고 있다. 올바른 습관을 잘 지킨 덕분이다.

"정말 앉는 자세만으로 이런 문제가 생길 수 있을까?"라고 의문을 가질 수 있다. 잘못된 습관은 아주 천천히 몸을 망가뜨리기 때문에 스스로 알아차리기 어렵다. 그러나 분명히 알아야 할 사실이 있다. 잘못된 앉는 습관은 단순한 근육 통증을 넘어, 우리의 건강과 삶의 질까지 위협할 수 있다는 것이다.

그렇다면 이제 어떻게 해야 할까? 방법은 생각보다 단순하다. 문제의 원인이 내 자세에 있었음을 인정하고, 지금부터라도 바르게 앉는 습관을 실천하면 된다. 변화는 생각보다 빠르고 분명하게 나타난다.

잘못된 자세가
우리 몸의 기둥을 무너뜨린다

응급실에서도 멈추지 않던 두통,
자세부터 바꾸자 달라졌다

작년 말, 퇴근을 준비하던 늦은 저녁이었다. 타 부서 부장님이 환자 한 분과 보호자를 모시고 급하게 치료실로 내려왔다. 30대 후반의 여성이 혼자 서 있기 어려워, 머리를 부여잡은 채 어머니의 부축을 받고 있었다. 환자의 얼굴은 창백했고, 통증이 극심해 신음을 내며 괴로워하는 모습이었다.

두통은 아침부터 시작되었다. 시간이 지날수록 점점 심해져 오후에는 혼자 움직일 수도 없을 정도가 되었다고 했다. 응급실에서 진통제 주사를 맞았지만 호전되지 않아, 여러 곳을 알아본 끝에 병원을 찾은 것이었다. 바로 입원실로 옮기기조차 힘들 만큼 통증이 극심해, 먼저 치료를 부탁받았다.

"바로 병실로 가기 전에 팀장님이 잠깐이라도 봐주실 수 있을까요?"

부장님의 부탁과 달리, 잠깐 봐서 해결될 문제가 아니었다. 사실 나는 퇴근 후 아들의 축구 시합을 보러 갈 계획이었다. 하지만 딸 때문에 괴로워하는 보호자의 모습을 보니 쉽게 발걸음을 돌릴 수 없었다.

'내 아들이 저렇게 아픈데, 의료진이 바쁘다고 대충 진료하고 돌려보낸다면 얼마나 속상할까.'

그런 생각이 들자 마음이 달라졌다. 축구 시합은 오늘만 있는 게 아니었다. 조금 늦어지더라도 이 환자를 제대로 봐야겠다고 마음먹었다. 부모가 되어보니 보호자의 마음이 더 잘 이해되었다.

진통제 효과가 없다면, 혈액 순환이 원활하지 않은 경우가 많다. 환자의 근육 상태를 전체적으로 살펴보니 승모근이 단단하게 뭉쳐 있었고, 종아리 역시 돌처럼 단단하게 굳어 있었다. 통증이 너무 심해 질문을 이어가기 어려운 상황이었기에, 나는 바로 치료를 시작했다.

먼저 환자를 엎드리게 하고, 목이 자연스럽게 뒤로 가도록 했다. 엎드리는 데만도 몇 분이 걸렸다. 나는 환자의 목이 C자 커브를 유지하도록 조심스럽게 자세를 잡아주었다. 통증이 조금 완화된 듯했지만, 여전히 많이 힘들어 보였다.

"종아리가 이렇게 굳어 있으면 혈액 순환이 잘 되지 않아 진통제도 효과를 보기 어렵습니다. 우선 종아리부터 풀어보겠습니다."

환자는 잠시 어리둥절한 표정을 지었다. 머리가 아픈데 왜 종아리를 이야기하는지, 뜬금없어 보이는 설명이 쉽게 와 닿지 않았을 것이다. 그래도 환자는 나를 믿고 그대로 누워 있었다.

몇 분쯤 지났을까. 환자가 놀란 목소리로 말했다.

"선생님, 통증이 정말 줄어들고 있어요. 너무 신기해요. 왜 종아리를 푸는데 두통이 사라지죠?"

나는 미소를 지으며, 두통에 직접적인 영향을 주는 승모근까지 함께 이완시켜주었다. 그러자 통증은 절반 이상 줄어들었다.

이제 환자에게 평소처럼 앉아 보라고 했다. 예상대로였다. 발뒤꿈치를 들고 종아리에 힘이 들어간 상태로 앉았다. 고개를 앞으로 쭉 내밀어 휴대폰을 보는 자세였다. 이런 자세가 반복되자 종아리와 승모근의 순환이 원활하지 않았던 것이다.

결국 두통의 원인은 자세였다. 승모근이 심하게 뭉치면 머리로 가는 혈류가 줄어들어 두통이 생긴다. 여기에 종아리 근육까지 굳어 순환이 더 막히면, 진통제마저 제대로 듣지 않게 되는 것이다.

뇌에 특별한 문제가 없다면, 대부분의 두통은 목 주변 근육에서 시작된다. 그중에서도 승모근은 두통을 가장 흔하게 유발하는 근육이다.

우리가 평소 앉아 있는 자세를 떠올려보자. 대부분은 거북 목, 혹은 일자 목 상태다. 특히 휴대폰을 볼 때는 그 정도가 더 심해진다. 병원에 가면 "거북 목이 원인입니다"라는 말을 자주 듣지만, 왜 그런 통증이 생기는지에 대해서는 자세히 설명을 듣기 어렵다.

거북 목이란 [그림 1-1]의 오른쪽 그림처럼 머리가 어깨 중심보다 앞으로 나간 상태를 말한다. 머리는 중력 때문에 앞으로 숙여지는 게 일반적인데, 이를 지탱하기 위해 목 뒤 근육이 계속 힘을 쓰게 된다. 머리 무게는 평균 4~5킬로그램이지만, 15도만 앞으로 기울어도 목에는 약 12킬로그램의 하중이 걸린다. 60도로 기울어지면 그 하중은 약 27킬로그램까지 증가한다. 자세의 작은 차이가 큰 부담으로 이어지는 이유다.

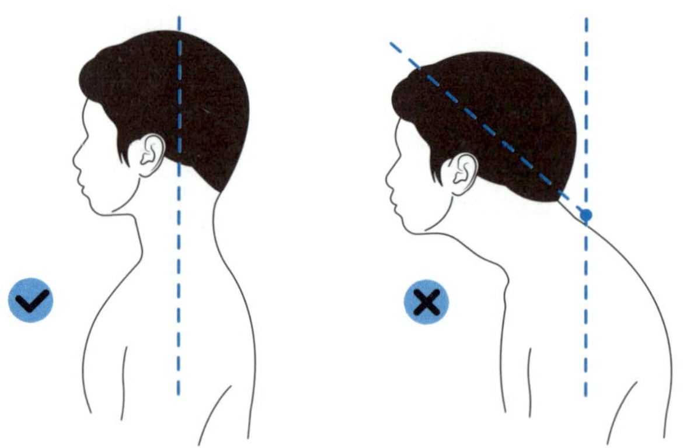

그림 1-1   왼쪽 그림처럼 머리가 어깨 중심에 있어야 바른 자세다. 오른쪽 그림처럼 목이 앞으로 나오게 되면 얼굴은 중력에 의해 앞으로 숙여지고, 이를 목 뒤의 승모근이 잡아주기 위해 계속 긴장하면서 결국 통증으로 이어진다.

이처럼 목 근육이 지속적으로 긴장하면, 근육은 피로해지고 결국 통증으로 이어진다. 목 주변에는 여러 근육과 구조물이 있지만, 그중에서도 승모근은 가장 크고 강한 힘을 내는 근육이다. [그림 1-2]에서 보듯이 승모근은 머리 뒤쪽의 후두골 안쪽 3분의 1 지점에서 시작해 쇄골 바깥쪽까지 이어져 있다. 그래서 이 근육이 뭉치면 어깨가 결리고, 흔히 말하는 '뒷골이 당긴다'는 느낌이 나타난다. 심한 경우에는 편두통이나 눈의 피로, 눈이 뻑뻑한 증상까지 함께 나타나기도 한다.

승모근을 충분히 풀지 않은 채 잠들면, 수면 중에도 근육이 자극되어 뒤척이게 되고 아침 두통으로 이어질 수 있다.

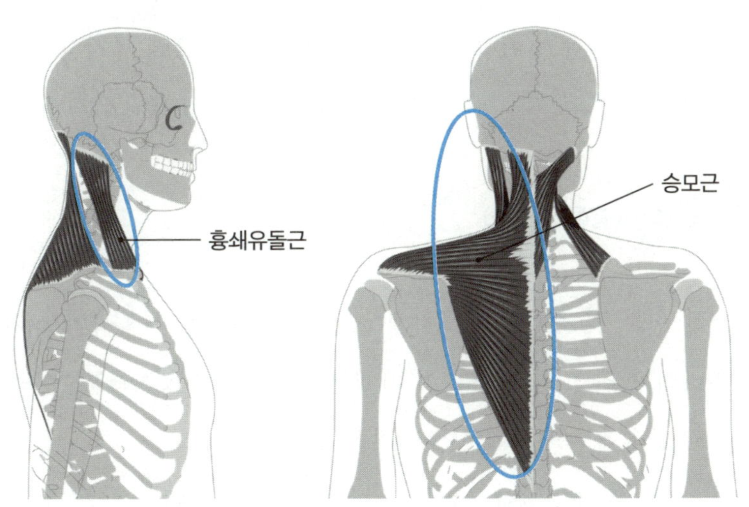

그림 1-2　　승모근과 앞쪽 흉쇄유돌근. 이 두 근육은 유일하게 부교감 신경과 연결되어 있어 감정적으로 영향을 받는다. 드라마를 보면 큰 충격을 받았을 때 뒷골 잡고 쓰러지는 이유가 이 때문이다.

등 통증(등 결림)

등 통증을 둘러싼 잘못된 상식이 현장에서 여과 없이 퍼지는 경우가 적지 않다.

"라운드 숄더라서 그래요."

"어깨를 활짝 펴고 다니세요."

"등을 곧게 세워야 합니다."

많은 사람이 한 번쯤은 들어봤을 말들이다. 물론 틀린 말은 아니다. 문제는 '어떻게' 펴야 하는지를 구체적으로 알려주지 않는다는 데 있다.

어깨를 펴야 한다는 말만 들으면, 대부분은 어깨뿐 아니라 등을 과하게 젖힌다. 그 결과 흉추의 자연스러운 곡선은 사라지고, 등이 과도하게 긴장한 상태가 된다. 이렇게 긴장된 자세를 오래 유지하면 근육이 계속 힘을 쓰게 되고, 결국 등이 결리면서 통증이 생길 수밖에 없다.

오십견(어깨 충돌 증후군)

의자에 앉은 채 팔꿈치를 책상에 대고 몸을 앞으로 기울이면, 어깨는 자연스럽게 위로 올라간다. 이 자세를 유지하기 위해 어깨 주변의 회전근개 근육에 지속적인 긴장이 생긴다.

이 상태가 계속되면 어깨 관절 사이 공간이 [그림 1-3]처럼 점점 좁아지고, 팔을 움직일 때마다 마찰음이 나기 시작한다. 시간이 지나면 회전근개가 손상되거나 파열될 수 있고, 결국 팔을 들어 올리기조

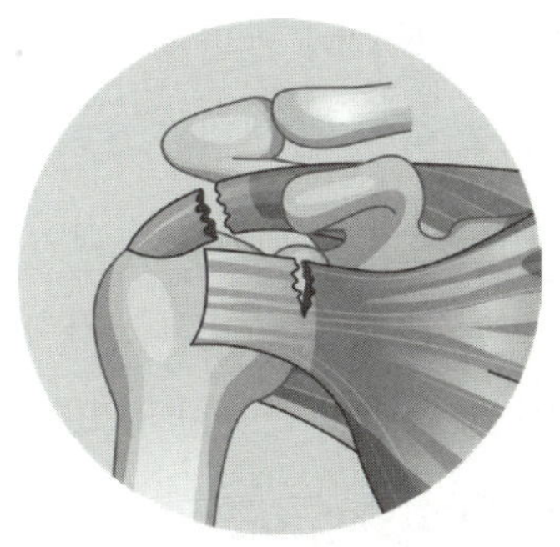

차 힘든 상태로 이어진다. 이것이 우리가 흔히 말하는 '오십견' 또는 '어깨 충돌 증후군'이다.

요즘은 오십 대가 되기 전부터 어깨 통증을 호소하는 젊은 환자들이 적지 않다. 그 원인은 대부분 특정 질병 때문이 아니라, 오랜 시간 무심코 반복해온 잘못된 앉는 자세에 있다.

급성 허리 통증과 디스크 파열

요추 전만腰椎前彎, 즉 허리가 앞쪽으로 자연스럽게 굽은 상태가 유지되지 않은 채 구부정하게 앉아 있으면 허리 디스크에 무리가 가해지기 쉽다. 이런 자세가 반복되거나 오래 지속되면 디스크뿐 아니라 허리 통증으로 이어질 가능성이 커진다.

특히 구부정한 자세는 허리와 골반을 이어주는 인대를 과도하게 당긴다. 이 인대는 허리를 숙일 때 허리가 골반과 분리되지 않도록 잡아주는 끈과 같은 역할을 한다. 그러나 장시간 나쁜 자세로 앉아 있으면 인대에 염증이 생기고, 그 결과 급성 요통이 발생할 수 있다.

이때의 통증은 단순히 허리가 뻐근한 정도가 아니다. 앉아 있기도, 눕기도 힘들 만큼 통증이 심해진다. 심한 경우에는 화장실에 가는 것조차 어려워, 기어서 이동해야 할 정도로 고통을 겪기도 한다.

골반 통증

다리를 꼬고 앉아 있다가 일어날 때, 골반이 시큰거리거나 묵직한 통증이 느껴져 당황했던 경험이 한두 번쯤은 있을 것이다. 대부분은 잠시 걸으면 괜찮아질 거라 생각하고 넘긴다. 그러나 이런 통증은 일시적 현상이 아니다.

다리를 꼬고 앉으면 골반과 허벅지 주변 근육이 오랫동안 늘어진 상태로 유지된다. 이 상태가 지속되면 근육이 원래 길이로 돌아오지 못하고, 근육 안쪽의 미세한 섬유에 손상이 생길 수 있다. 이를 근섬유 손상•이라고 한다. 이 과정에서 염증과 통증이 발생하고, 근육의 힘도 일시적으로 약해진다.

그래서 다리를 꼬고 있다가 일어설 때, 골반이 빠질 것 같은 느낌이나 힘이 풀리는 듯한 통증을 느끼는 것이다. 잠시 걷다 보면 근육이 다시 활성화되면서 통증이 줄어들지만, 이런 자세가 반복되면 통증은 점점 만성화된다.

다리를 꼬고 앉는 습관은 바른 자세라고 할 수 없다. 잠깐의 편안함이 근육을 약하게 만들고, 골반의 균형까지 무너뜨릴 수 있다.

무릎 통증

오랜 시간 쭈그리고 앉아 있으면 무릎에는 어떤 변화가 생길까? 이 자세에서는 무릎 관절이 계속 접힌 상태가 유지된다. 그 과정에서 뒤쪽 햄스트링 근육은 짧아지고, 반대로 앞쪽 대퇴사두근**은 늘어난다.

이처럼 앞뒤 근육의 균형이 깨지면 무릎 관절을 안정적으로 지탱하기 어려워진다. 그 결과 무릎에 부담이 쌓이고, 장기적으로는 퇴행성 관절염으로 이어질 가능성도 높아진다.

오래 쭈그리고 앉아 밭일을 해온 노인들이 무릎 관절염으로 고생하는 경우가 많은 이유를 떠올려보면, 이 원리를 쉽게 이해할 수 있을 것이다.

- 서코머 손상Popped sarcomeres 및 근섬유 손상: 고강도의 편심성 운동(eccentric exercise, 동운동 중 근육이 늘어지는 동작) 또는 익숙하지 않은 스트레칭은 서코머 단위의 조직 손상을 일으킬 수 있고, 이는 근육 내부 구조(세포 골격, 사르코렘, 미오피브릴 등)에 영향을 미친다. 손상 시 힘 생성 능력 저하, 염증 반응, 통증, ROM(관절 가동 범위) 감소 등이 나타난다. 이런 손상은 보통 단기적이며 회복 가능성이 크다. 다만 반복적이거나 극도로 과도한 경우 회복이 제한될 수 있음이 실험적으로 관찰된다.
- 대퇴의 앞쪽에 있는 강하고 큰 근육. 네 개의 근육으로 이루어지며, 신장伸長 운동에 관계한다.

남성의 경우 발목을 포갠 채 의자에 앉는 습관을 가진 사람이 적지 않다. 이런 자세로 오래 앉아 있으면 발목 인대가 늘어난 상태로 고정된다. 그 결과 걷거나 움직일 때 발목의 안정성이 떨어져 쉽게 삐끗할 수 있다.

또한 늘어난 인대를 대신해 발목 주변 근육이 과도하게 긴장하면서 통증이 생기기도 한다. 특별한 운동이나 외상이 없는데도 발목 통증이 반복된다면, 먼저 자신의 앉는 자세부터 점검해볼 필요가 있다.

두통, 어깨 통증, 허리 통증, 골반 통증은 서로 다른 증상처럼 보이지만, 공통된 원인은 '앉는 자세'에 있다. 잘못된 자세는 특정 부위에만 부담을 주는 것이 아니라, 몸 전체의 균형을 무너뜨린다. 이제부터는 통증을 단순히 참거나 넘기기보다, 내가 어떻게 앉아 있는지부터 점검해볼 필요가 있다.

위는 멀쩡한데
왜 속이 불편할까?

요즘 젊은 사람들 사이에서 이런 말을 자주 듣는다.

"소화가 잘 안 돼요."

"조금만 먹어도 체한 느낌이에요."

병원에서 내시경 검사를 받아도 위에는 특별한 이상이 없다는 말을 듣고 돌아오는 경우가 많다. 복부 불편감은 여전한데, 뚜렷한 원인을 찾지 못해 소화제만 처방받는 일이 반복되기도 한다.

그렇다면 앉는 자세와 소화는 어떤 관련이 있을까? [그림 1-4]에서 보듯이, 장기를 조절하는 신경 중 흉추 5번(T5)부터 요추 2번(L2)까지의 신경이 소화 기관과 연결되어 있다. 바르게 앉지 않으면 등이 쉽게 결리고 긴장되는데, 이 긴장이 과도해지면 해당 부위에서 나오

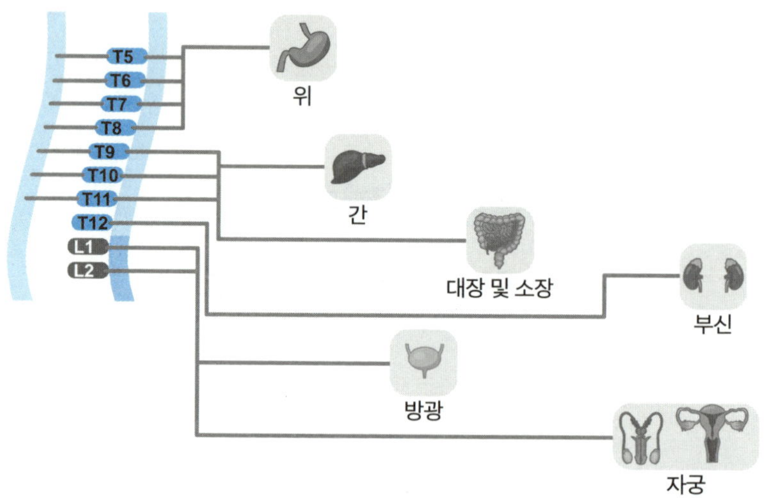

그림 1-4   등이 뭉쳐 있거나 긴장되어 있으면 등에서 나오는 신경 가지들이 제 기능을 하지 못하게 되고, 결국 위의 기능에도 문제가 생긴다.

는 신경이 제 역할을 하기 어렵다.

소화 기능에는 자율 신경계의 영향도 크다. 자율 신경계는 교감 신경과 부교감 신경으로 이루어져 있다. 교감 신경이 활성화되면 소화 기능은 떨어지고, 부교감 신경이 활성화되면 소화 기능은 활발해진다. 교감 신경은 불안이나 스트레스처럼 몸이 긴장한 상태에서 주로 활성화된다.

잘못된 자세로 오래 앉아 있으면 등과 목이 계속 긴장 상태에 놓인다. 그 결과 교감 신경이 우세해지고, 소화 기능은 자연스럽게 저하된다. 소화가 잘 되지 않으면 몸의 기운이 떨어지고, 무기력한 상태가 이어질 수밖에 없다.

다리가 붓고 저리는 이유는
혈액이 아니라 자세 때문이다

사람마다 앉는 자세가 조금씩 다르다. 다리를 꼬고 앉는 사람도 있고, 다리를 벌리고 앉는 사람도 있다. 그런데 유독 여성들이 의자에 앉을 때 공통적으로 취하는 자세가 하나 있다.

지금 이 책을 읽고 있는 여성 독자라면, 자신의 발뒤꿈치를 한번 살펴보자. [그림 1-5]의 왼쪽 그림처럼 발바닥을 바닥에 완전히 붙이지 않고, 발뒤꿈치를 살짝 든 채 앉아 있을 가능성이 크다.

높은 구두를 신고 있다면 그런 자세가 이해된다. 하지만 운동화나 단화, 슬리퍼를 신고 있는데도 뒤꿈치를 들고 앉는 이유는 무엇일까? 실제로 물어보면 이런 답이 돌아온다.

"그래야 허벅지가 얇아 보여서요."

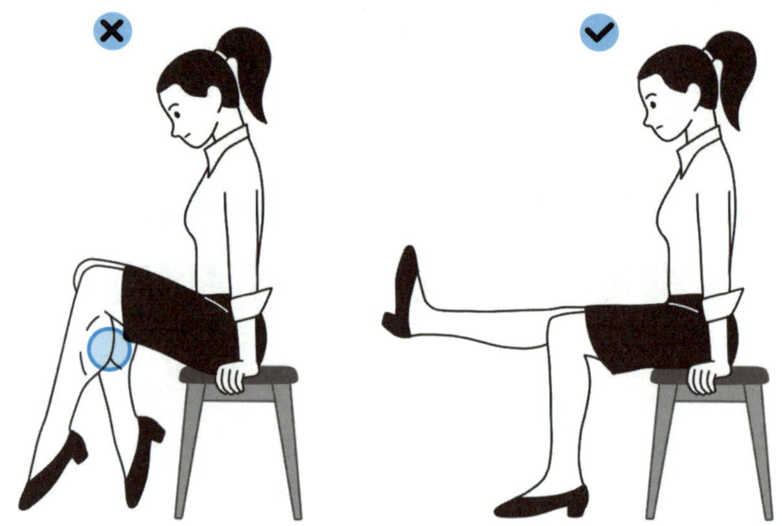

그림 1-5　　대부분 왼쪽 그림처럼 발뒤꿈치를 들고 앉아 있으면서 종아리가 날씬해지길 바란다. 수시로 다리를 번갈아가며 쭉 펴고, 발바닥을 바닥에 둔 채로 앉아야 부기가 덜하다.

"이렇게 앉으면 종아리가 날씬해 보이거든요."

당장은 그렇게 보일 수 있다. 하지만 시간이 지나면 결과는 정반대로 나타난다. 허벅지는 점점 두꺼워지고, 종아리는 닭다리처럼 단단하고 굵어지는 형태로 변한다.

우리 몸에서 종아리는 흔히 '제2의 심장'이라고 불린다. 앉아 있을 때 혈액의 약 70퍼센트는 하지로 몰리는데, 이 혈액을 다시 위로 끌어 올리는 역할을 하는 것이 바로 종아리 근육이다. 그런데 발뒤꿈치를 든 자세는 종아리 근육을 계속 수축된 상태로 만든다.

이 상태가 오래 지속되면 근육에 피로가 쌓여 제 기능을 하지 못한다. 결국 위로 올라가야 할 혈액이 다리에 정체되고, 밤이 되면 다리가 심하게 붓는, 이른바 '코끼리 다리' 상태가 된다.

발뒤꿈치를 들고 앉으면 종아리가 날씬해질 것이라고 기대하는 여성들이 많다. 그러나 문제는 종아리 부기에서 끝나지 않는다. 종아리 근육이 제 역할을 하지 못하면, 그 부담을 허벅지 근육이 대신 떠안는다. 그 결과 허벅지는 더 두꺼워진다.

아무리 밤마다 종아리를 마사지해도, 하루 종일 잘못된 자세로 앉아 있다면 밑 빠진 독에 물 붓기와 다를 바 없다.

앉는 습관이
마음을 병들게 한다

통증은 어떻게 마음을 무너뜨리는가

아이를 키우는 엄마라면 누구나 공감할 것이다. 몸이 편하고 컨디션이 좋을 때는 아이가 실수를 해도 웃으며 넘길 수 있다. 우유를 엎거나 각티슈에서 티슈를 몽땅 꺼내도 '그럴 수 있지' 하고 받아들일 여유가 생긴다.

하지만 컨디션이 나쁘고 만성 통증이 있다면 이야기는 달라진다. 사소한 일에도 예민해지고, 화가 순식간에 치밀어오른다. 허리 디스크로 고생해본 사람이라면 이러한 변화를 잘 알고 있을 것이다. 잠깐 의자에 앉아 있는 것만으로도 통증이 올라와, 앞사람의 말에 집중하기 어렵다. 그러다 보면 점점 사람 만나는 것 자체가 부담스러워진다.

통증은 단순히 몸만 괴롭히는 것이 아니다. 외국의 사례를 보면, 마약 중독자의 상당수가 만성 통증에 시달리다 마약에 손을 대는 경우가 많다. 교통사고로 다친 뒤 치료비 부담 때문에 진통제에 의존하다가, 통증이 점점 심해지면서 더 강한 약을 찾게 되는 것이다.

실제로 한 연예인은 오랜 시간 목 디스크 통증에 시달리다, 회복이 불가능할지도 모른다는 두려움 속에 극단적인 선택을 하기도 했다. 근골격계 통증은 이처럼 단순한 신체적 문제에 그치지 않는다. 통증이 쌓이고 지속되면 불안과 우울로 이어지고, 결국 정신 건강까지 무너뜨리는 도미노가 된다.

모든 변화는 자세에서 시작된다

우리는 통증이 생기면 아픈 부위만 치료하려는 경향이 있다. 목이 아프면 목을, 허리가 아프면 허리를, 다리가 저리면 다리를 살핀다. 그러나 자세는 특정 부위의 문제가 아니라 몸 전체와 연결된 '시작점'이자 '중심'이다.

자세가 무너지면 그 영향은 도미노처럼 이어진다. 근육과 신경, 혈관을 거쳐 내장 기관까지, 전신으로 퍼져나간다. 여기서 말하는 바른 자세는 단순히 보기 좋은 '예쁜 자세'가 아니다. 몸이 제 기능을 하기 위한 가장 기본적인 상태, 그것이 진짜 바른 자세다.

그 출발점은 대부분 '앉는 자세'에서 결정된다. 하루의 절반 이상을 의자에 앉아 보내는 우리에게, 앉는다는 행위는 더 이상 선택의 문제가 아니다. 건강을 지키기 위한 최소한의 조건이자, 말 그대로 생존의 문제다.

잘못된 자세가 불러오는 전신의 문제들

- **두통, 안구 피로:** 목 근육과 긴장 → 후두부 압박
- **어깨 뭉침, 팔 저림:** 어깨 말림 → 근육 불균형
- **손목·팔꿈치 통증:** 어깨 불안정 → 팔 과부하
- **다리 부종, 하지 정맥류:** 혈류 정체 → 하체 순환 문제
- **소화 불량, 변비:** 복부 압박 → 내장 기능 저하
- **만성 피로:** 횡격막 기능 저하 → 얕은 호흡

바르게 앉을 때
몸에서 일어나는 변화

강남에서 대규모 고급 레스토랑을 운영하는 환자가 병원을 찾았다. 주된 증상은 심한 어지러움이었다. 대학병원 응급실을 수차례 다녔고, 뇌 CT와 혈액 검사 등 여러 검사를 받았지만 원인을 찾지 못했다. 병명이 없다는 말만 들은 채 일상생활조차 힘든 상태였다. 몇 년 동안 해외여행은 꿈도 꾸지 못했다고 했다.

"주로 언제 어지러움을 느끼세요?"

"소파에 앉아서 TV를 보려고 하면 어지러워서 오래 못 보고 바로 누워야 해요."

환자의 앉는 자세를 확인해보니, 양반다리로 앉아 어깨는 굽고 얼굴은 앞으로 쭉 내민 전형적인 거북 목 자세였다. 평소 운동을 거의 하지 않아 전반적으로 근력도 부족한 상태였다. 겉으로 보기에는 목이 가늘고 길어 여성스러워 보였지만, 실제로는 목이 앞으로 심하게 빠져 있었다.

"이렇게만 앉아 있어도 벌써 어지러워요."

나는 환자에게 설명했다.

"양반다리로 앉으면 햄스트링은 짧아지고, 종아리는 눌리게 됩니다. 종아리는 '제2의 심장'이라 불릴 만큼 중요한 근육인데, 제 기능을 못 하면 머리로 가는 혈액 순환이 원활하지 않습니다. 여기에 거북 목 자세까지 더해지면 상부 경추가 압박되면서 추골 동맥•이 눌려 어지럼증이 생길 수 있습니다."

환자를 치료 베드 끝에 걸터앉게 한 뒤, 발바닥을 바닥에 제대로 붙이고 허리만 곧게 편 상태에서 고개를 들게 했다.

"이렇게 앉으니 등이 굽지 않고 목도 편해요. 어지럽지도 않아요."

내가 권한 것은 간단했다. 몇 가지 기본 스트레칭과 목 운동, 그리고 하루 30분 걷기였다. 그 이후 이 환자는 단 한 번도 응급실을 찾지 않았다.

이 사례를 보면 "업은 아이 삼 년 찾는다"라는 속담이 딱 들어맞는다. 자세만 바꾸면 되는 거였는데, 원인을 몰라 병원을 전전하며 시간과 비용을 낭비했던 것이다.

•　　빗장밑 동맥에서 일어나 경추골과 뇌 바닥 동맥으로 혈액을 공급하는 동맥. 가로 구멍을 지나 큰 구멍을 통해 머리뼈 안으로 들어간 양쪽이 만나 뇌 바닥 동맥을 이룬다.

등이 자주 결리고 어깨에 힘이 쉽게 들어가는 사람들 대부분은 잘못된 앉는 자세를 반복하고 있거나, 바른 자세를 유지하려고 과도하게 힘을 주고 있는 경우가 많다.

다음 장에서는 내 몸의 상태를 스스로 점검해보고, 힘을 빼면서도 제대로 앉는 방법을 하나씩 알아보도록 하자.

바른 자세를 만들기 전에 반드시 거쳐야 할 과정은 '내 몸을 아는 것'이다. 이 장에서는 스스로 자세를 점검할 수 있는 기준과, 많은 사람이 공통적으로 가지고 있는 나쁜 자세의 특징을 정리한다. 겉으로는 반듯해 보여도 실제로는 골반, 허리, 목이 틀어져 있는 경우가 얼마나 흔한지도 알게 된다. 또한 많은 사람이 오해하고 있는 '바른 자세'의 진짜 의미를 명확히 짚는다. 요추 전만이라는 핵심 개념을 이해하는 순간, 지금까지의 자세 상식이 완전히 달라질 것이다.

2장

내 자세는
지금 어떤 상태일까?

치료보다 먼저 해야 할 일, 내 몸을 정확히 아는 것

2022년 6월, 여배우 L씨가 병원을 찾았다. 대학 시절 가야금을 전공하며 오랜 시간 악기를 연주해온 탓에, 이미 골반이 틀어진 상태였다. 여기에 출산 과정에서 무려 37시간에 이르는 진통을 겪으며 온몸의 근육이 심하게 뭉쳐 있었다. 산후 재활과 골반 교정을 함께 진행하기 위해 병원을 찾은 것이다.

출산 시에는 골반이 넓어지면서 몸의 모든 인대가 함께 늘어난다. 따라서 이 시기는 골반 교정을 시작하기에 가장 적절하다. 다만 무리하면 인대가 손상될 수 있어, 흔히 말하는 '아이 낳고 골병이 들었다'는 표현은 결코 과장이 아니다.

악기 연주자들은 대부분 같은 자세로 오랜 시간 연습한다. 그 결과 골반뿐 아니라 허리와 등, 어깨의 균형까지 틀어지는 경우가 많다. 특히 바닥에 앉아 연주하는 습관이 반복되면 골반이 비틀어지고, 허리 역시 조금씩 틀어지기 쉽다.

L씨 역시 장시간의 진통과 출산으로 허리 통증이 있었고, 틀어진 골반 때문에 하체 부종도 심한 상태였다. 치료는 종아리를 포함해 전신의 긴장을 풀어주고, 틀어진 골반을 바로잡는 방향으로 진행했다.

치료를 시작한 지 한 달도 채 되지 않아, L씨는 출산 전과 크게 다르지 않은 몸 상태로 회복되었다. 이는 시기를 놓치지 않고 적절한 치료를 받은 덕분이기도 했지만, 무엇보다도 본인이 꾸준히 노력한 결과였다.

이처럼 자신의 몸 상태를 정확히 알고, 그에 맞게 움직이며 관리하면 한 달도 채 되지 않아 몸은 빠르게 회복될 수 있다. 반대로 몸의 불균형을 모른 채 운동을 계속하면, 몇 개월 혹은 몇 년이 지나도 부종과 통증이 쉽게 사라지지 않는다.

이제부터는 스스로에게 질문해보자.

내 몸은 어떤 자세를 가장 편하게 느끼는지, 그 자세를 얼마나 자주 취하고 있는지, 그리고 특정 부위에 통증이 있을 때 어떤 자세가 반복되는지 말이다. 내 몸을 아는 것이 바른 자세의 진짜 출발점이다.

나쁜 자세를 가진 사람들이
공통적으로 보이는 신호

혹시 지금도 무의식적으로 반복하고 있는 습관이 있는가? 나쁜 자세를 가진 사람들에게는 공통적으로 나타나는 몇 가지 신호가 있다.

의자에 앉을 때 양반다리가 편하다

많은 여성들이 양반다리로 의자에 앉는다. 일반적으로 의자는 성인 남성의 체격을 기준으로 제작되기 때문에, 체격이 작은 여성의 경우 다리를 바닥에 두고 앉으면 오히려 불편함을 느끼기 쉽다. 이 때문에 무의식적으로 다리를 올려 양반다리 자세를 취하는 것이다.

햄스트링이 짧아진 사람들 역시 다리를 쭉 펴고 앉는 자세에서

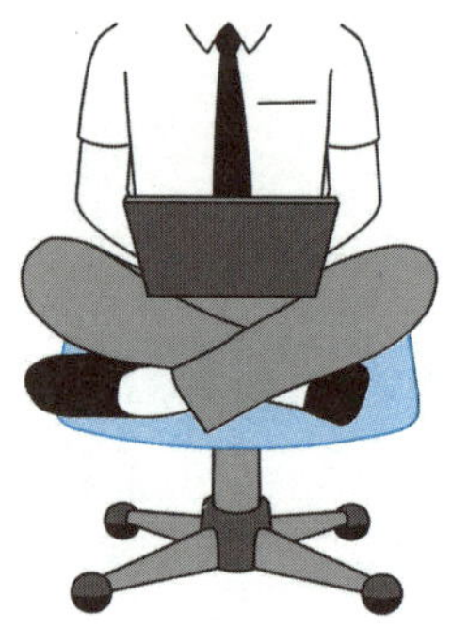 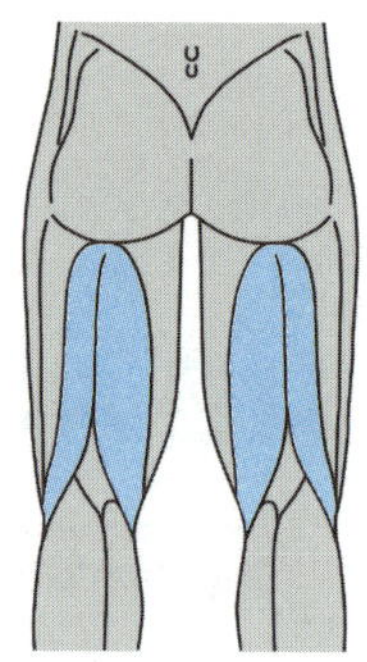

그림 2-1 오른쪽 그림이 허벅지 뒤쪽의 햄스트링이다. 햄스트링이 짧아지면 체중 부하가 허리나 고관절에 집중되어 요통이나 고관절 부위의 통증이 일어날 수 있다.

불편함이나 당김을 느낀다. 양반다리 자세는 햄스트링을 최대한 짧게 만든 상태이기 때문에 통증이나 불편함이 줄어든 것처럼 느껴진다. 이는 몸이 스스로 불편함을 피하려는 일종의 보상 작용이다([그림 2-1] 참고).

따라서 편하다고 느끼는 자세가 반드시 몸에 좋은 자세는 아니다. 오히려 몸의 불균형이 이미 시작되었다는 신호일 수 있다.

다리를 꼬아 앉는 게 편하다

다리를 꼬고 앉는 것이 편하다고 느낀다면, 골반이 이미 틀어져 있을 가능성이 크다. 이런 경우 흔히 볼 수 있는 특징이 있다. 다리를 올리는 쪽 신발의 바깥쪽이 유독 먼저 닳는 것이다.

50

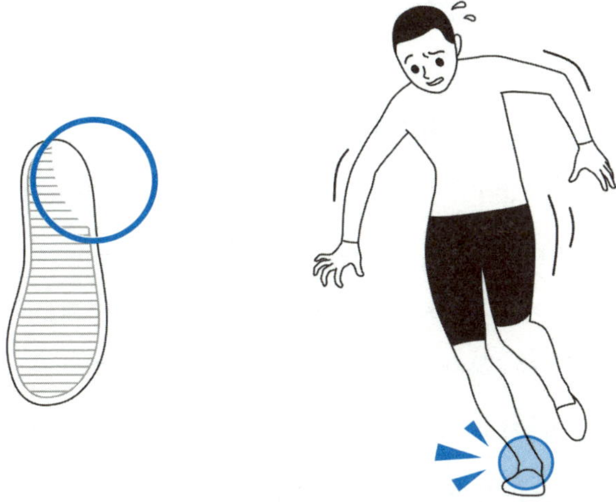

그림 2-2 신발 바닥 바깥쪽이 눈에 띄게 닳는다면, 자신의 걸음걸이를 점검해봐야 한다. 잘못된 자세로 인해 발을 헛디디는 경우도 많다.

한쪽 골반이 뒤로 돌아가거나 위로 올라가면, 그쪽 다리가 상대적으로 짧아진다. 그러면 걷는 동안 무의식적으로 보폭을 조절하게 되고, 발을 바깥쪽으로 디디는 습관이 생긴다. 그 결과 신발의 바깥쪽이 먼저 닳고, 발목을 자주 삐는 경우도 많아진다([그림 2-2] 참고).

이렇게 틀어진 골반은 무릎과 고관절, 허리에 연쇄적인 부담을 준다. 장기적으로는 관절염으로 이어질 수 있고, 이상근• 증후군처럼 다리 저림 증상을 동반하는 질환이 생길 위험도 커진다.

• 골반 안쪽에서 시작해 큰 궁둥 구멍을 지나 엉덩이(볼기) 부위로 이어지는 근육. 엉치뼈의 골반 면에서 출발해 넙다리뼈의 큰 돌기에 붙는다.

발뒤꿈치를 들고 앉는다

종아리 근육이 뭉치고 짧아진 사람들은 의자에 앉을 때 발뒤꿈치를 들고 있는 경우가 많다. 발바닥을 바닥에 붙이면 종아리가 당기거나 불편하기 때문에 무의식적으로 뒤꿈치를 들어 올리는 것이다.

하지만 이런 자세는 종아리 근육을 계속 수축된 상태로 만든다. 종아리는 '제2의 심장'이라 불릴 만큼 혈액 순환에서 중요한 역할을 한다. 이 근육이 제 기능을 하지 못하면, 하체에 머물러야 할 혈액을 위로 끌어올리는 순환이 느려진다.

그 결과 다리 부종이 쉽게 생기고 만성 피로가 쌓인다. 혈액 순환

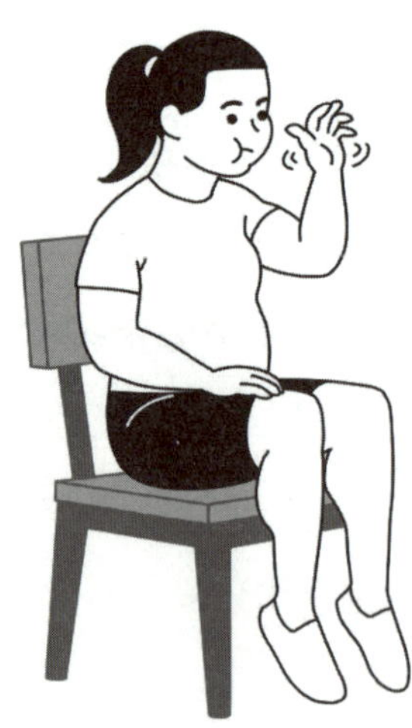

  발뒤꿈치를 들고 앉아 있으면, 발바닥 아치가 과도하게 긴장하거나 약화되어 평발 또는 요족과 같은 구조적 문제가 발생할 수 있다.

저하는 소화 불량이나 면역력 저하로 이어질 수 있다. 편하다고 느낀
자세 하나가 몸 전체의 기능을 서서히 떨어뜨리는 셈이다.

발을 엑스자로 꼬고 앉는다

의자에 앉아 있을 때 발을 엑스자 모양으로 꼬고 있다면, 하체가 전반
적으로 뻣뻣해져 있을 가능성이 크다. 특히 엉덩이 근육, 그중에서도
이상근이 짧아진 경우에 이런 자세가 자주 나타난다.

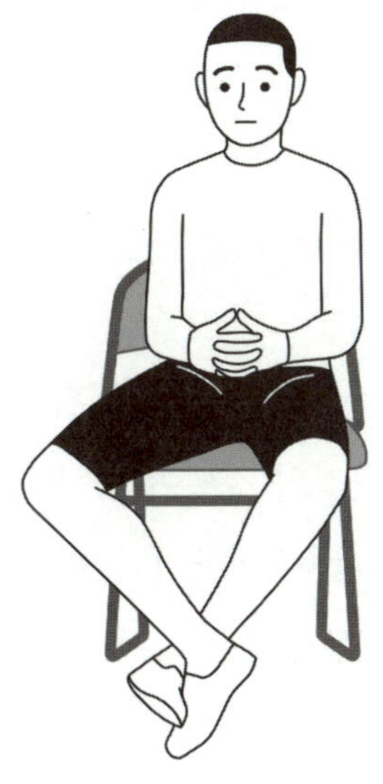

그림 2-4　　다리를 꼬고 앉으면 초기에는 엉덩이 쪽만 아프다가 시간이 지나면서 종아리
와 발바닥까지 아프다. 허리 디스크와 비슷한 다리 저림이나 당기는 증세를 보이기도 한다.

이상근이 짧아지면 다리가 자연스럽게 바깥쪽으로 벌어지려 한다. 이를 무의식적으로 잡기 위해 발목을 서로 걸어 엑스자 형태로 앉는 것이다. 겉으로 보기에는 편해 보일 수 있지만, 이는 몸의 불균형을 감추기 위한 보상 자세에 가깝다.

문제는 이런 자세가 요추 전만, 즉 허리가 앞쪽으로 자연스럽게 굽은 상태를 유지하기 어렵게 만든다는 점이다. 허리의 자연스러운 곡선이 무너지면 그 부담은 허리에서 끝나지 않는다. 시간이 지나면서 등과 목까지 긴장이 이어지고, 결국 만성 통증으로 발전하는 경우가 많다.

책상에 양쪽 팔꿈치를 대고 기대어 앉는다

코어 근육이 약하면 상체를 스스로 지탱하기 어렵다. 이 경우 몸이 앞으로 구부러지고, 무의식적으로 양쪽 팔꿈치를 책상에 대어 몸을 지탱한 채 앉게 된다.

하지만 이런 자세가 반복되면 어깨가 점점 앞으로 말리는 라운드 숄더로 이어진다. 어깨 관절의 정렬이 무너지면서 관절 안쪽 공간이 좁아지고, 그 결과 어깨를 움직일 때마다 마찰이 생긴다. 이 상태가 오래 지속되면 회전근개에 무리가 가고, 심한 경우 파열로까지 이어질 수 있다.

즉 팔로 몸을 지탱하는 습관은 단순한 편안함의 문제가 아니라 어깨 관절을 망가뜨리는 시작점이 될 수 있다.

한쪽으로 몸을 기대어 앉는다

의자에 앉아 있을 때 한쪽으로 몸을 기울이는 습관이 있다면, 척추가 이미 불균형한 상태에 있을 가능성이 크다. 이런 사람들 중에는 척추 측만이 있거나 요추·흉추가 한쪽으로 틀어져 있는 경우가 많다. 몸이 휘어진 상태가 오히려 편하게 느껴지기 때문에 자연스럽게 그 자세를 반복하는 것이다.

하지만 한쪽으로 기대는 자세가 지속되면 문제는 점점 커진다. 척추의 비틀림이 얼굴에까지 영향을 미쳐 안면 비대칭이 나타날 수 있

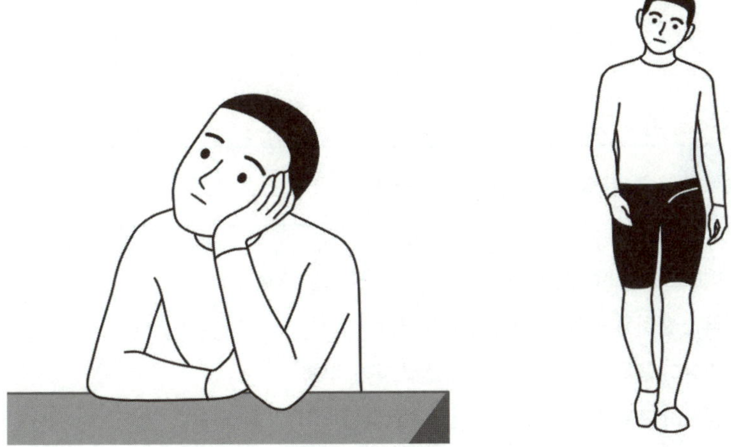

그림 2-5　팔꿈치를 책상에 기대고 앉은 자세는 얼핏 편해 보이지만, 사실 어깨와 목에 엄청난 부담을 준다. 마치 무거운 가방을 한쪽 어깨에만 계속 메는 것과 같다. 이런 자세가 지속되면 어깨 결림, 목 통증, 심하면 두통까지 유발할 수 있다.

고, 턱관절에 부담이 가면서 턱 통증이나 입 벌림 장애로 이어지기도 한다([그림 2-5] 참고). 또한 눈의 피로가 심해지고, 숙면을 취하기 어려워지는 경우도 많다.

이런 신체적 불균형이 장기간 누적되면 자율 신경계에도 영향을 미쳐 불안감이 커질 수 있다. 실제로 공황 장애를 겪는 환자들 가운데, 이러한 자세 문제나 관련 증상을 하나 이상 가지고 있는 경우를 자주 접하곤 한다.

이처럼 자세가 무너지면 앞에서 살펴본 다양한 증상이 나타날 수 있다. 그렇다면 과연 바른 자세란 무엇일까?

바른 자세를 이해하려면 먼저 '요추 전만'이 무엇인지, 그리고 이 곡선을 어떻게 유지해야 하는지를 알아야 한다.

체크포인트   **빨리 고쳐야 하는 앉는 자세**

- **햄스트링이 짧아지면** → 허리 디스크 파열 가능성 증가
- **골반 틀어짐** → 무릎 관절염, 다리 저림
- **종아리 근육 뭉침** → 만성 피로, 소화 장애, 부종
- **엉덩이 근육 경직** → 하체 피로, 등·목 통증
- **복근 약화** → 어깨 말림, 회전근개 손상
- **척추 비틀림** → 안면 비대칭, 턱관절, 불면증, 공황 장애

우리가 오해하고 있는
'바른 자세'의 기준

우리는 '바른 자세'라는 말을 귀에 못이 박히도록 들어 왔다. 그렇다면 사전에서 말하는 바른 자세란 무엇일까?

사전에서는 바른 자세를 "겉으로 보기에 비뚤어지거나 굽은 데가 없도록 몸을 움직이거나 가누는 모양, 또는 그런 자세"라고 정의하고 있다.

대중 매체에서 접한 설명을 떠올리며 최대한 바르게 앉으려 노력해본 경험이 있을 것이다. 하지만 그렇게 앉으면 오히려 불편하고, 오래 유지하기 어렵다는 느낌을 받는 경우가 많다. 운동에도 내 몸에 맞는 방식이 있듯, 자세 역시 개인별로 각기 다른 '바른 자세'가 존재하기 때문이다.

갈라파고스 거북이가 각기 다른 환경에 적응하며 서로 다른 등껍질을 갖게 된 것처럼, 우리의 척추와 관절 또한 살아온 환경과 습관에 따라 제각각이다. 그렇다면 과연 모든 사람에게 똑같이 적용되는 '바른 자세'가 존재할 수 있을까?

이러한 질문을 바탕으로, 이 책에서는 '바른 자세'를 다음과 같이 정리해보고자 한다.

바른 자세를 취한다고 해서 몸에 힘이 들어가서는 안 된다

요즘 사람들이 가장 많이 범하는 실수 중 하나는 바른 자세를 유지하려다 오히려 몸에 과도한 힘을 주는 것이다.

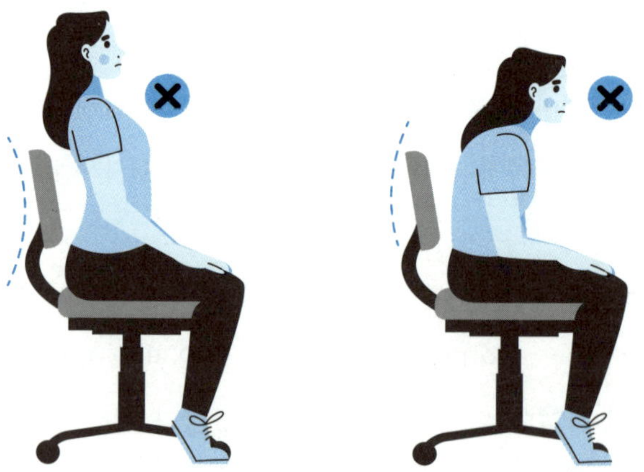

그림 2-6　대부분의 사람들이 바른 자세를 한다고 힘을 잔뜩 주고 있거나(왼쪽 자세), 마냥 힘을 쭉 빼고 앉아 있다(오른쪽 자세).

어깨를 펴야 한다는 말에 어깨를 억지로 뒤로 젖히거나, 거북 목을 교정하겠다며 턱을 과하게 당기는 행동이 대표적이다. 이렇게 특정 근육에 계속 힘을 주고 있으면 근육에 피로가 쌓이고, 결국 통증으로 이어질 수밖에 없다. 바른 자세는 힘으로 만드는 자세가 아니다.

바른 자세의 첫 번째 조건은 억지로 유지하는 자세가 아니라, 몸이 편안한 상태에서도 자연스럽게 유지되는 자세다.

나의 척추 관절 모양에 맞는 정확한 요추 전만 자세

앞서 말했듯, 우리의 척추와 관절은 각자가 살아온 환경과 습관에 맞게 적응해왔다. 그 결과 사람마다 척추 모양에 분명한 차이가 생긴다. 대표적인 예가 '극돌기'의 크기다.

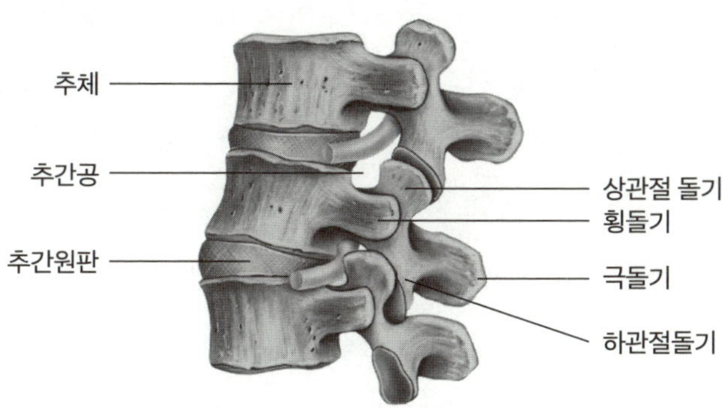

그림 2-7　　극돌기의 크기에 따라 요추 전만과 유연성이 결정된다.

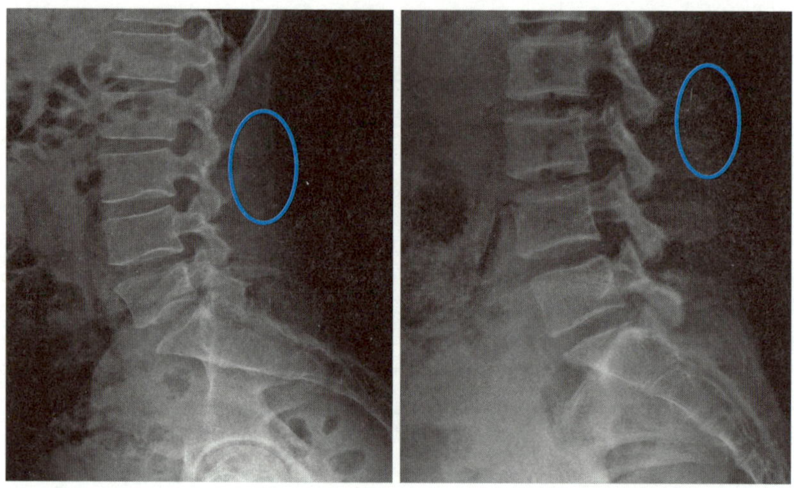

극돌기는 척추뼈에서 뒤쪽으로 튀어나온 뼈로, 손으로 만져보면 쉽게 확인할 수 있다([그림 2-7] 참고). 이 부위가 큰 사람은 허리를 뒤로 많이 젖히기 어렵다. 허리를 조금만 펴도 극돌기끼리 맞물리면서 움직임이 제한되기 때문이다([그림 2-8] 참고). 반대로 극돌기가 작은 사람은 허리를 활처럼 크게 젖힐 수 있는 구조를 가지고 있다.

이런 해부학적 차이를 고려하지 않은 채, 남들이 말하는 '바른 자세'를 그대로 따라 하면 문제가 생길 수 있다. 몸이 자연스럽게 움직이지 못하고 긴장하게 되며, 통증이 발생할 수 있고, 심한 경우 디스크 손상으로까지 이어질 수 있다. 디스크 신전伸展 운동이 어떤 사람에게는 도움이 되지만, 다른 사람에게는 해가 될 수 있는 이유도 여기에 있다. 이 부분은 뒤에서 자세히 설명하겠다.

운동 역시 마찬가지다. 내 몸의 구조에 맞지 않는 동작을 무리하게 반복하면 효과를 보기보다 오히려 몸을 망치기 쉽다. 실제로 발레나 무용을 하는 학생들 가운데 요통으로 병원을 찾는 경우가 적지 않다.

어릴 때, 특히 6세 이전부터 운동을 시작한 학생들은 극돌기가 작아 허리가 비교적 유연하다. 반면 초등학교 고학년 이후에 운동을 시작한 학생들은 이미 극돌기가 커져 요추 신전에 제한이 생긴 경우가 많다. 이런 차이를 모른 채 동일한 동작을 반복하면, 요통이 지속적으로 발생할 수밖에 없다.

골반의 알맞은 전방 경사

자연스러운 요추 전만 자세를 위해서는 엉치뼈와 장골로 이루어진 골반의 역할이 매우 중요하다. [그림 2-9]처럼 골반이 뒤로 말린 상태에서는 자연스러운 요추 전만이 형성되지 않는다. 이 경우 등을 억지로 펴게 되어 허리와 등에 불필요한 힘이 들어간다.

반대로 골반의 전방 경사가 지나치게 커도 문제가 생긴다. 허리가 과하게 젖혀지면서 디스크에 압박이 가해지고, 허리를 지탱하는 기립근에도 과도한 긴장이 발생할 수 있다. 따라서 요추 전만을 유지하기 위해서는 골반이 과하지도, 부족하지도 않은 '알맞은 전방 경사' 상태를 유지하는 것이 중요하다.

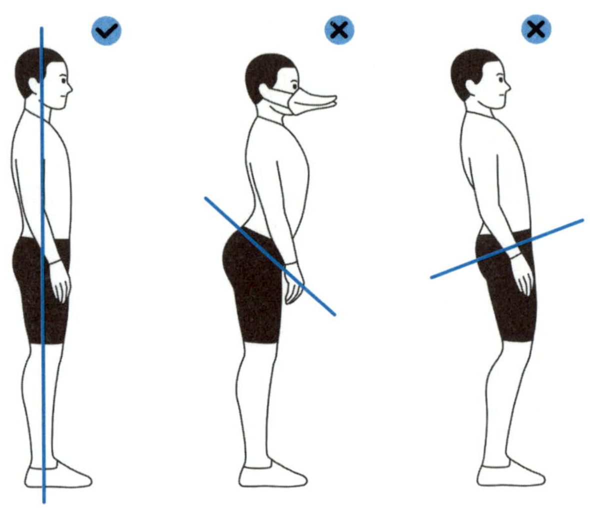

그림 2-9　적당한 전방 경사가 없으면 일자 허리가 되어 등에 힘이 많이 들어가게 된다(오른쪽 그림). 전방 경사가 심하면 오리궁둥이가 되어 디스크에도 압박이 많이 가해지고 기립근이 과긴장하게 된다(가운데 그림).

척추는 요추, 흉추, 경추로 나뉘어 있기는 하지만, 실제로는 하나로 이어진 연속 구조다. 골반의 위치가 바로잡혀 요추 전만이 형성되면, 흉추는 자연스럽게 펴지고 경추 역시 고개를 들기 위해 무리 없이 C자 곡선을 이루게 된다.

이처럼 골반은 단순히 허리 아래에 붙어 있는 구조물이 아니라, 척추 전체의 정렬을 결정하는 '기준점'이라고 할 수 있다. 골반이 흔들리면 그 위에 쌓인 척추는 균형을 잃고, 몸은 이를 보상하기 위해 곳곳에 불필요한 긴장을 만들어낸다. 많은 사람이 "허리가 아프다", "목이 불편하다"고 말하지만, 실제 원인은 골반의 각도에 있는 경우가 적지 않다. 특히 오래 앉아 생활하는 사람일수록 골반이 뒤로 말리거나 한쪽으로 기울어진 채 굳어지기 쉽다. 이런 상태가 지속되면 바른 자세를 의식적으로 유지하려 해도 금세 피로해지고 통증이 따라온다.

결국 바른 자세란 상체를 억지로 세우는 것이 아니라, 골반을 중심으로 몸 전체의 균형을 회복하는 과정임을 이해해야 한다. 골반의 적절한 전방 경사를 되찾는 것만으로도, 허리·등·목의 통증이 눈에 띄게 줄어드는 이유가 여기에 있다.

바른 자세를 위해 이것만은 명심하자!

체크포인트

- 바른 자세를 하려고 억지로 몸에 힘을 주지 말자.
- 내 척추 관절에 맞는 요추 전만을 찾자.
- 골반의 적절한 전방 경사를 유지하자.

모든 변화의 출발점, 요추 전만 자세

요추 전만이 중요하다는 말은 많이 들어왔을 것이다. 하지만 정확히 무엇이 요추 전만인지, 어떤 상태가 올바른 전만 자세인지 짚고 넘어갈 필요가 있다. 잘못된 요추 전만은 오히려 허리에 부담을 주고 통증을 악화시킬 수 있기 때문이다.

[그림 2-10]에서 보듯이, 요추 전만과 흉추 후만이 균형을 이룰 때 경추는 자연스럽게 C자 형태를 만든다. 간단히 말해 요추 전만은 허리뼈가 앞쪽으로 휘어진 상태를, 흉추 후만은 등뼈가 뒤쪽으로 휘어진 상태를 의미한다. 이 두 곡선의 관계를 이해하면 요추 전만을 훨씬 쉽게 파악할 수 있다.

여기서 핵심은 요추 전만이 '어디에서, 어떻게' 만들어지느냐다.

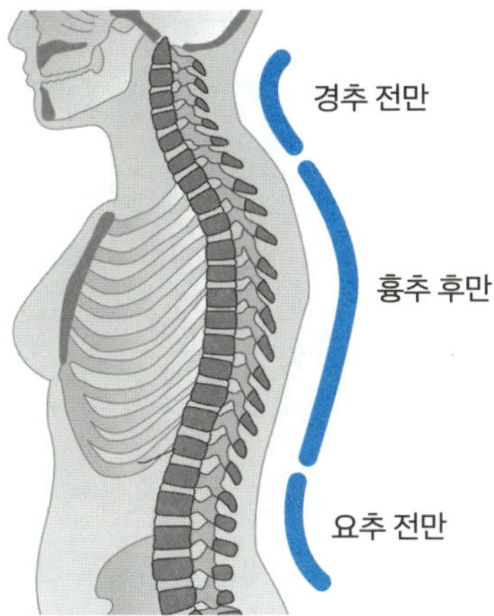

그림 2-10　요추 전만과 흉추 후만 자세에 따라 경추는 자연스럽게 C자 형태가 된다.

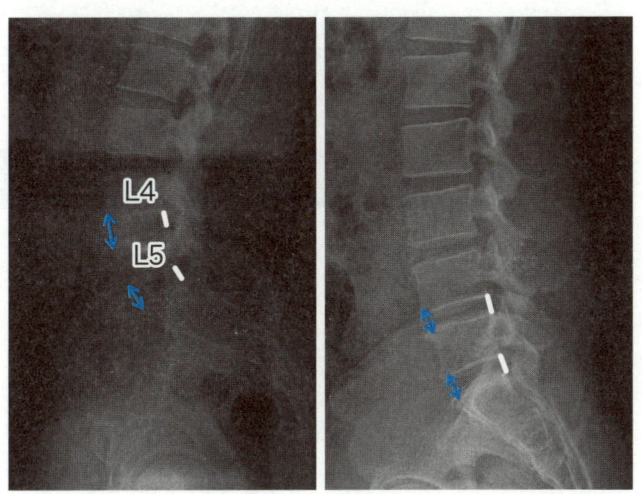

그림 2-11　정상 요추 전만은 왼쪽처럼 L4, L5 앞(파란색)이 넓고 뒤(두 흰색 선 사이의 간격)가 좁다. 반면 오른쪽 사진의 일자 허리는 오히려 앞이 좁고 뒤가 넓거나 비슷하다.

[그림 2-11]의 왼쪽 사진처럼, 엉치뼈(천골)와 요추 4번(L4), 5번(L5)을 중심으로 자연스러운 커브가 형성될 때 정상적인 요추 전만이 완성된다. 반면, 항상 구부정하게 앉는 사람들은 [그림 2-11]의 오른쪽 사진처럼 요추 5번이 앞으로 눌려 있는 경우가 많다.

이런 상태에서 요추 2번, 3번, 4번 같은 위쪽 허리를 무리하게 펴거나, 요추 5번을 과도하게 젖히려는 경우가 많다. 하지만 이는 오히려 허리에 더 큰 부담을 준다. 요추 4번과 5번 위쪽을 억지로 펴면, 아래쪽 요추가 뒤로 벌어지면서 디스크가 돌출될 위험이 커진다. 이 상태에서는 조금만 허리를 굽히거나 잘못된 자세를 취해도 디스크 탈출증이 발생할 가능성이 높아진다.

정상적인 관절 가동 범위ROM

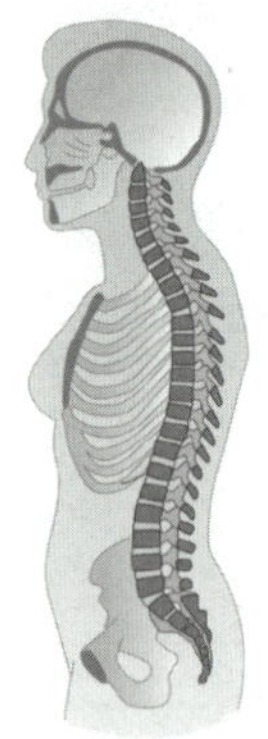

	흉추	요추	흉추+요추
굴곡 Flexion	35°	50°	85°
신전 Extension	25°	35°	60°
측굴 Lateral flexion	20°	20°	40°
회전 Rotation	35°	5°	40°

표 2-1　　흉추와 상부 요추에서 주로 회전이 이루어지고, 하부 요추는 굴곡과 신전 운동이 주로 이루어진다.

또한 상부 요추를 계속 긴장시킨 채로 유지하면 해당 부위가 굳어버린다. [표 2-1]에서 볼 수 있듯 원래 회전이 일어나야 할 상부 요추와 하부 흉추 부위가 움직이지 않게 되면, 그 부담이 요추 4번과 5번에 집중된다. 결국 이 부위만 과도하게 회전하게 되고, 그 결과 디스크의 섬유륜이 찢어지는 상황으로 이어질 수 있다.

섬유륜은 [그림 2-12]에서 보듯 격자 구조로 이루어져 있다. 이 구조 덕분에 압박이나 굽힘에는 비교적 강하지만 회전에는 취약하다. 따라서 회전 동작이 반복되면 섬유륜이 서서히 찢어지고, 결국 약한 방향으로 디스크가 돌출되게 된다.

정성근 교수의 『백년허리』에도 이와 유사한 실험이 소개되어 있다. 두 마디 척추만을 사용해 굴곡과 신전을 반복했을 때 디스크가 쉽게 손상되었는데, 만약 다섯 마디 척추가 함께 움직였다면 결과가 같

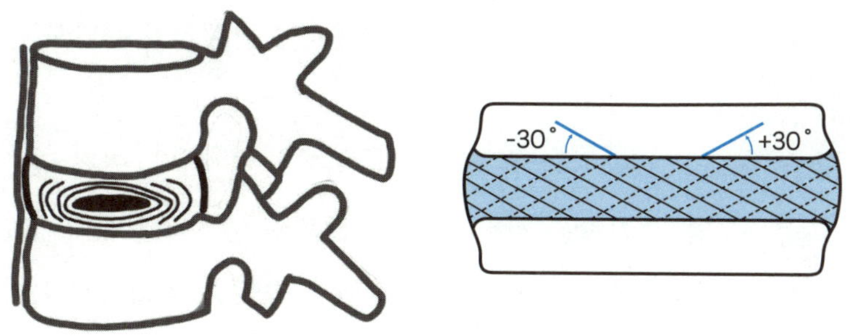

그림 2-12   섬유륜은 격자로 되어 있어 회전에 취약하다. 잘못된 요추 전만으로 흉추를 펴고 있으면 흉추의 회전에 제한이 생겨 요추 4, 5번만 과도하게 회전하여 섬유륜이 조금씩 찢어진다. 별것도 아닌 자세에서 디스크가 터지는 것은 바로 이런 이유 때문이다.

았을까?

나는 그렇지 않았을 것이라 확신한다. 다섯 개의 척추가 함께 움직인다면, 디스크에 가해지는 부담은 훨씬 분산되었을 것이다.

허리의 회전은 하부 흉추와 상부 요추, 골반, 그리고 다섯 개의 요추가 함께 움직일 때 가장 부담 없이 이루어진다. 이런 자연스러운 움직임이 유지된다면 요추 디스크는 오랫동안 건강하게 사용할 수 있다.

반대로 잘못된 앉은 자세는 요추와 골반을 경직시킨다. 그러면 일부 굳어지지 않은 척추 분절만 반복적으로 사용하게 되고, 그 결과 특정 부위에 부담이 집중되면서 디스크 파열 위험이 커진다. 쉽게 말해, 같은 지점만 계속 구부렸다 펴는 철사가 결국 끊어지는 것과 같은 원리다.

이런 이유로 정확한 요추 전만 자세를 유지하는 것은 매우 중요하다. 요추 전만이 제대로 형성되면 디스크 탈출이 가장 흔히 발생하는 요추 4번과 5번이 보호되고, 허리에 가해지는 전체적인 부담도 줄어든다.

요추 전만은 다음과 같은 방법으로 확인할 수 있다. 먼저 옆구리에 손을 댄 뒤, 손가락을 골반 쪽으로 천천히 쓸어내려 본다. [그림 2-13]처럼 파란색으로 표시된 부위가 만져지면, 그 지점에서 손가락을 등 뒤쪽으로 옮겨 척추를 따라가보자. 대부분 요추 4번이 만져질 것이고, 요추 5번이 느껴질 수도 있다.

이 지점보다 위쪽 허리가 과도하게 펴져 있다면, 우리는 허리를 올

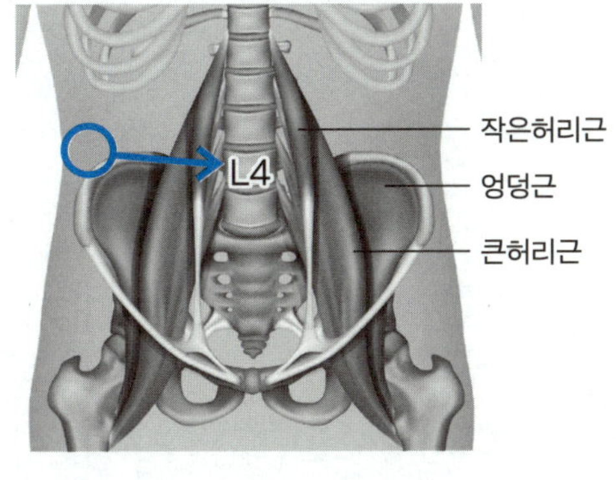

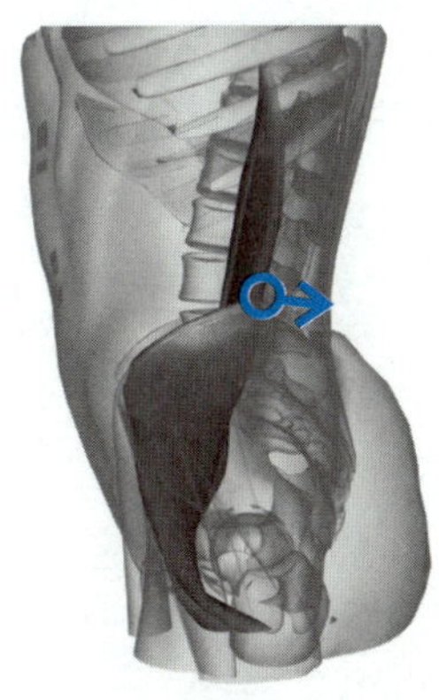

그림 2-13   파란색 표시 부위가 만져지면 그대로 등 뒤쪽으로 따라간다. 척추가 만져지는 부위가 요추 4번 혹은 5번이라고 생각하면 된다.

바르지 않게 사용하고 있는 것이다. 아래 동영상을 참고하면, 이 위치를 훨씬 쉽게 확인할 수 있다.

체크포인트

내 몸에 맞는 요추 전만

- 극돌기가 큰 사람은 요추를 조금만 펴야 한다(반대로 극돌기가 작은 사람은 조금 더 펼 수 있다).
- 골반의 전방 경사는 허리가 힘이 안 들어갈 정도까지만 만들어준다.

이 장에서는 단순히 자세를 바꿨을 뿐인데 삶이 달라진 사람들의 이야기를 소개한다. 통증이 사라지고 키가 커 보이게 된 사례, 안면 비대칭이 완화되어 인상이 달라진 경험담도 담았다. 오랫동안 괴롭히던 소화 불량과 무기력에서 벗어난 이야기 역시 빠지지 않는다. 운동이나 다이어트가 아닌 '앉는 방식' 하나가 몸의 균형을 어떻게 되살리는지를 보여준다. 자세는 외형만 바꾸는 것이 아니라, 일상과 마음까지 회복시키는 출발점임을 확인하게 될 것이다.

3장

앉는 법 하나로
인생이 달라진 사람들

통증이 사라지고
키가 커 보이기 시작했다

지금으로부터 9년 전, 고2 남학생이 어머니와 함께 병원을 찾았다. 학생은 등이 아파 공부에 집중하기 어렵다고 했다. 실제로 자세를 보면 등이 많이 굽어 있었고, 엑스레이에서도 흉추 7번과 8번이 앞으로 눌려 있는 것이 확인될 정도였다.

부모님의 말에 따르면, 초등학교 때까지는 운동도 많이 하고 날씬했지만 중학교에 들어가면서 학습량이 늘어 운동을 거의 하지 못했고, 그 사이 체중이 늘면서 등이 굽고 키도 작아졌다고 했다. 이 학생의 경우 단순한 치료만으로는 통증을 없애기 어려웠다. 무엇보다 본인이 스스로 바르게 앉으려는 노력이 필요했는데, 그것을 어떻게 설득할지가 고민이었다.

그래서 이렇게 물었다.

"학생, 여자 친구 있어?"

"없는데요……."

"선생님이 미스코리아 진眞도 치료해보고, 예쁜 여자 연예인들도 많이 치료해봤거든. 그런데 그분들한테 어떤 스타일을 좋아하냐고 물어보면 뭐라고 하는지 알아?"

"뭐라고 했어요?"

"대부분 얼굴은 보통이어도 키 큰 사람을 좋아하더라고. 180센티미터 넘는 사람. 얼굴은 크게 상관없고, 키만 크면 좋다는 거야."

학생은 잠시 말을 잇지 못했다.

"너 얼굴은 잘생겼는데, 좀 아쉽네. 성장판도 거의 닫혔을 텐데 키는 더 안 클 것 같고……. 지금 키가 몇이야?"

"177센티미터인데요. 3센티미터만 더 크면 180센티미터예요. 선생님, 방법이 없을까요?"

옳지, 미끼를 제대로 물었다.

"등만 제대로 펴도 3센티미터 이상은 충분히 클 수 있어. 내가 장담할게. 골반이랑 허리만 바로 세워도 등은 바로 펴져. 수시로 등받이에 등을 대고 기지개 켜듯이 어깨를 함께 펴봐. 한 달 뒤에 다시 키를 재 보자."

주 2회씩 한 달간 치료를 진행하자, 학생의 키는 정말로 180센티미터가 되었다. 등의 통증도 말끔히 사라졌다. 엑스레이에서도 눌려 있던 흉추가 눈에 띄게 펴져 있었다. 그만큼 평소 얼마나 열심히 의식

하며 자세를 취하려 했는지 알 수 있었다.

키를 재는 날, 아버지도 함께 병원에 왔다. 딱 봐도 아들의 예전 모습처럼 등이 굽어 있었다. 본인도 아들처럼 키를 늘릴 수 있는지 상담을 받고 싶어 했다.

나는 아들에게 설명했던 것과 똑같이, 평소 앉는 습관부터 바꿔 보라고 안내했다. 그러면 분명 등이 펴지고, 키도 조금은 커질 거라고 말했다.

늦었다고 생각할 때가 가장 빠른 시작이다.

이제 여러분도 함께 숨은 키를 찾아보자.

키가 커지는 앉는 자세

- 골반을 앞으로 굴리듯 허리를 편다.
- 가슴을 앞으로 살짝 내민다.
- 수시로 등받이에 굽은 등을 대고 기지개 펴듯이 등과 양쪽 팔을 편다.

자세를 바꿨을 뿐인데
얼굴이 달라졌다

외국 회사와 비즈니스 통화를 자주 하던 40대 여성 환자가 턱관절 문제로 병원을 찾았다. 주된 증상은 한쪽 턱의 통증으로, 딱딱한 음식을 씹기 어려운 상태였다. 턱관절에 문제가 있는 사람들 대부분은 안면 비대칭을 동반하는데, 이 환자 역시 예외는 아니었다. 얼굴 전체가 오른쪽으로 틀어져 있었고, 오른쪽 눈썹은 아래로 처지기까지 했다. 왼쪽 턱에서는 통증과 함께 소리도 났다.

"평소 일하실 때 어떤 자세로 통화하시나요? 한번 보여주실 수 있을까요?"

환자는 한쪽 귀에 휴대폰을 대고 고개를 기울인 자세를 취했다. 여기에 다리를 꼰 채 컴퓨터 작업을 한다고 했다.

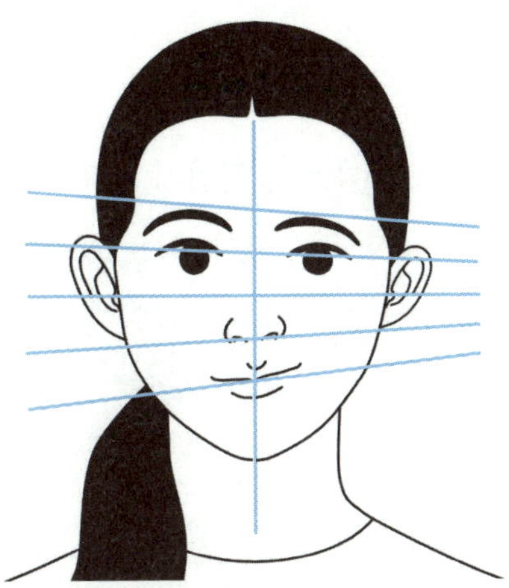

그림 3-1 한쪽으로 기울어진 자세는 안면 비대칭을 유발시키기 쉽다. 그림에서 보는 것처럼 기울어진 쪽으로 눈썹, 눈, 귀가 내려가 있고 턱은 짧아진다.

"이 자세로 계속 일하시면 턱관절 교정은 어렵습니다."

골반이 틀어지면 허리가 휘고, 이를 보상하기 위해 얼굴 역시 틀어지게 된다. 그 결과 안면 비대칭이 생기고, 기울어진 쪽의 턱관절은 점점 짧아진다([그림 3-1] 참고).

치료는 다음과 같은 순서로 진행했다.

- 바른 자세로 앉는 법 교육
- 골반 자가 교정법 지도
- 요추 전만과 자연스러운 흉추 정렬 맞추기
- 통증이 있는 턱의 반대쪽 치료

• 목 교정 진행

이 환자는 한쪽 턱이 제대로 움직이지 않으면서 반대쪽 턱만 과도하게 사용해 통증이 발생한 경우였다. 턱을 벌리려 해도 잘 벌어지지 않으면서 통증이 생기는 전형적인 패턴이었다. 치료 시작 2주 만에 통증은 눈에 띄게 호전되었고, 3개월간 꾸준히 자세 교정을 이어간 결과 안면 비대칭도 상당 부분 개선되었다.

치료를 마친 뒤, 환자는 이렇게 말했다.

"직장 동료들이 자꾸 성형외과 다녔냐고 물어요. 얼굴이 정말 예뻐졌다고 하더라고요."

그 이후로 안면 비대칭 치료 문의가 크게 늘었지만, 미용 목적의 치료는 진행하지 않았다. 찾아오는 환자들에게 충분히 설명한 뒤, 자세 교정과 골반·목 스트레칭 교육만을 안내했다.

최고의 성형은 건강이다.

몸의 정렬이 바로잡히면 얼굴의 균형도 자연스럽게 맞춰진다. 이 책을 읽는 사람이 많아질수록, 우리나라에는 인위적이지 않은 미남·미녀가 더 많이 늘어날 것이다.

소화 불량에서
근육 있는 몸으로 바뀌기까지

30대 중반의 의류 디자이너 여성 환자가 요통을 호소하며 병원을 찾았다. 표면적인 증상은 허리 통증이었지만, 근본적인 문제는 급격한 체중 감소와 근육량 감소였다. 환자는 몇 달 전 요통과 전신 쇠약으로 한방 병원에 입원 치료를 받았으나, 증상이 호전되지 않아 추가 치료를 위해 우리 병원을 방문한 상황이었다.

환자는 수개월 동안 심한 소화 불량을 겪고 있었다. 위 내시경 검사에서는 특별한 이상이 없었지만, 음식을 먹기만 하면 더부룩하거나 체한 느낌이 반복되었다. 이로 인해 식사량이 줄고 체중과 근육량이 함께 감소하면서, 결국 요통까지 발생한 것이다. 근육이 충분하지 않으면 척추와 몸의 균형을 지탱할 힘이 부족해져 통증이 쉽게 사라지

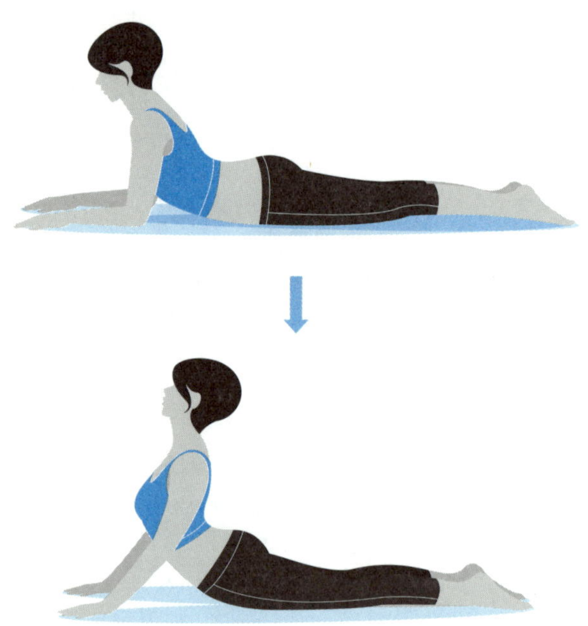

이 운동 중 허리에 통증이 발생한다면, 통증이 생기기 전까지만 허리를 신전한다.

지 않는다.

먼저 생활 습관부터 살펴보았다. 환자는 하루 10시간 이상 등을 심하게 구부린 채 앉아 작업하는 습관이 있었다. 이를 교정하기 위해 몸을 숙일 때 등이 아닌 골반을 접는 방법을 먼저 교육했다. 동시에 짧아져 있던 장요근과 복근을 이완시키는 스트레칭을 지도했고, 흉추를 펴는 데 효과적인 매켄지 운동을 함께 시행하도록 했다. 특히 매켄지 운동은 수시로 반복하도록 강조했다([그림 3-2] 참고).

치료를 시작한 지 6개월 후, 환자의 상태는 눈에 띄게 달라졌다. 소화력이 회복되었고, 체중은 37킬로그램에서 47킬로그램까지 증가했다. 근력이 회복되면서 피트니스 센터에서 운동할 수 있을 정도가 되었다. 옷을 입었을 때의 핏도 확연히 달라졌다. 자연스럽게 주변 사람들에게 '건강 전도사'라는 말을 듣게 되었다고 했다.

이 사례는 바른 자세와 근육 회복이 소화 기능, 체중 증가, 요통 완화에 직접적인 영향을 미친다는 사실을 잘 보여준다. 매켄지 운동은 엎드린 상태에서 양팔을 몸 옆에 두고 허리를 신전시키는 동작으로, 특히 디스크 환자에게 효과적인 운동이다.

원인 없는 병은 없다.

바른 자세와 근육 회복은 건강을 지키는 가장 기본적인 출발점임을 다시 한번 확인시켜준 사례다.

콤플렉스였던 다리가
아름다운 각선미로 바뀌기까지

아름다운 각선미는 많은 여성의 로망이다. 특히 요즘처럼 치마나 반바지를 짧게 입는 시대에는, 하체 라인을 고민하는 사람들이 더욱 많아졌다.

중학교 때부터 친하게 지내던 동네 형이 결혼을 앞두고 청첩장을 건네며 다음과 같은 부탁을 했다.

"성민아, 아내가 종아리가 조금 두꺼운 게 콤플렉스래. 네가 종아리를 좀 얇게 만들어줄 수 없겠니?"

20년 넘게 치료사로 일해오며 이런 요청을 받은 것은 처음이었다. 다만 뼈 구조의 문제만 아니라면, 불가능한 일은 아니라고 판단했다. 많은 사람이 종아리를 얇게 만들기 위해 무조건 살을 빼야 한다고 생

각한다. 하지만 근육이 제 기능만 한다면 체중을 줄이지 않고도 다리
는 매끈해질 수 있다.

형수님의 경우, 허벅지에 비해 종아리만 유독 두꺼운 상태였다. 이
때문에 전체적인 하체 균형이 맞지 않았다.

형수님은 평소 발뒤꿈치를 들고 앉는 습관이 있었다.

"형수님, 종아리를 긴장시킨 상태로 몇 시간씩 앉아 있어서 근육이
뭉치고 두꺼워진 겁니다. 앞으로는 발바닥을 바닥에 붙이고 앉아 보
세요."

또한 발목의 안정성이 떨어져, 이를 보상하기 위해 종아리 근육이
과도하게 사용되고 있다고 판단했다. 그래서 발목 강화 운동을 함께
권했다.

많은 여성이 근력 운동을 하면 종아리가 더 두꺼워질 것이라고 걱
정한다. 이는 사실과 다르다. 근육이 눈에 띄게 커지려면 상당한 강도
의 훈련이 필요하다. 적절한 근력 운동은 오히려 지방을 줄이고 피부
를 잡아당겨 다리를 더 날씬해 보이도록 만든다.

형수님은 자세 교정과 발목 강화 운동을 꾸준히 실천했다. 결과는
놀라웠다. 단순히 부기가 빠졌을 뿐인데도, 종아리 둘레는 이전보다
약 4분의 3 정도로 줄어들었다. 수십 년 동안 풀리지 않던 종아리 뭉
침이, 올바른 앉는 자세와 간단한 운동만으로 개선된 것이다.

이 사례는 발목 근력이 약할수록 주변 근육이 이를 보호하기 위해
비대해질 수 있다는 사실을 잘 보여준다. 발목의 안정성을 회복하면,
종아리는 자연스럽게 제 역할을 되찾고 라인도 함께 정리된다.

약이 아니라
자세가 해답이었다

4년 전, 시카고에서 온 50대 여성 펀드 매니저가 병원을 찾았다. 금융 시장의 변동을 실시간으로 분석하며 하루 대부분을 앉아서 보내는 직업의 특성상, 그녀의 일상은 늘 긴장과 집중의 연속이었다. 문제는 어느 순간부터 양손의 악력이 급격히 약해졌다는 점이었다. 운전 중 핸들을 제대로 잡지 못해 사고를 낼 뻔한 경험을 하고 나서야, 그녀는 더 이상 이 증상을 방치할 수 없다고 느꼈다.

고급 자동차를 타고 드라이브하는 것은 그녀가 오랜 시간 스트레스를 해소하는 유일한 취미였다. 하지만 손에 힘이 빠지면서 운전 자체가 어려워졌고, 그로 인해 삶의 큰 즐거움 하나가 완전히 사라졌다. 단순한 불편을 넘어, 일상과 정체성까지 흔들리는 상황이었다.

　해외 병원에서는 목에 핀을 고정하는 수술을 권유했다. 신경 압박을 물리적으로 해결해야 한다는 판단이었다. 반면 국내의 한 유명한 병원에서는 목 디스크가 심각한 수준은 아니라며, 증상의 원인을 정신적인 문제에서 찾아 정신과 약을 처방했다. 환자는 그 어느 쪽의 진단에도 쉽게 납득하지 못했다. 수술을 받기에는 설명이 부족했고, 정신과 약을 먹기에는 자신의 몸에서 느끼는 이상이 너무 분명했기 때문이다.

　나는 먼저 환자의 평소 앉는 자세를 확인했다. 오랜 시간 업무에 집중하다 보니 바른 자세를 유지하지 못한 채 등이 굽어 있었고, 라운드 숄더가 뚜렷하게 나타나 있었다. 어깨가 안쪽으로 말리면서 상완과 전완 근육에 과도한 긴장이 생겼고, 손목의 각도 역시 자연스러운 정렬에서 벗어나 있었다. 이런 상태가 반복되면 손가락을 움직이는 작은 근육들까지 쉴 틈 없이 긴장하게 된다. 그 결과, 신경에 문제가 없어도 실제 힘은 점점 빠지게 된다. 나는 이 악력 저하가 구조적인 신경 손상보다는, 잘못된 자세와 만성적인 근육 과긴장에서 비롯된 기능 저하라고 판단했다.

　이에 따라 어깨를 열어주는 운동과 손가락 근육을 직접 이완시키는 치료를 병행했다. 단순히 통증을 줄이는 것이 아니라, 굳어 있던 근육이 다시 제 역할을 할 수 있도록 돕는 과정이었다. 치료를 시작한 지 약 보름이 지나자, 처음 검사했을 때보다 악력이 50퍼센트 이상 회복되었고, 전반적인 증상은 80퍼센트 이상 호전되었다. 손에 힘이 돌아오면서 표정도 눈에 띄게 밝아졌다. 마지막 치료를 마친 뒤, 환자는 잠시 말을 멈추더니 이렇게 털어놓았다.

"이번 치료가 안 되면, 삶을 포기할 생각까지 했어요."

근골격계 통증이나 기능 저하가 장기간 지속되면 우울 증상으로 이어질 수 있다. 몸이 뜻대로 움직이지 않는다는 불안은 자존감과 삶의 의욕까지 갉아먹기 때문이다. 하지만 임상 현장에서는 이러한 문제를 충분히 살피지 않은 채, 정신적인 원인으로만 단정해버리는 경우가 적지 않다. 이 사례는 환자의 이야기를 충분히 듣고, 잘못된 자세와 근육 긴장을 바로잡는 것만으로도 정신과 약을 복용할 필요 없이 삶의 질을 회복할 수 있음을 분명하게 보여준다.

이후 환자는 다시 운전을 즐기며 일상으로 돌아갔다. 이 경험은 영상 검사나 수치만으로는 원인을 찾기 어려운 경우가 많다는 사실을 다시금 깨닫게 해주었다. 치료의 핵심은 환자의 생활 습관, 자세, 그리고 근육 상태를 종합적으로 이해하는 데 있다.

바르게 앉는 습관은 생각보다 훨씬 강력하다. 수술과 약물 사이에서 길을 잃은 사람에게 전혀 다른 선택지를 열어줄 수도 있다. 작고 사소해 보이는 자세 하나가 삶의 방향을 바꿀 수 있다. 그리고 그 변화는 아주 멀리 있지 않다. 바로 지금, 당신이 앉아 있는 의자 위에서 시작될 수 있다.

앉는 자세가 인생을 바꾼다

단지 '앉는 자세'를 바꿨을 뿐인데,

- 키가 커지고
- 안면 비대칭의 호전으로 성형한 듯한 외모로 바뀌고
- 소화가 잘 되어 몸짱이 되고
- 하체 라인이 슬림해지고
- 면역력이 좋아지고
- 정신 건강도 챙길 수 있다.

모든 사람이 같은 방식으로 앉아야 하는 것은 아니다. 직장인, 학생, 작업자 등 개개인의 생활 패턴이 다른 만큼, 의자를 사용하는 방법도 달라져야 한다. 이 장에서는 직업과 상황에 따라 가장 부담을 덜 주는 앉기 전략을 구체적으로 제시한다. 잘못된 자세가 어떻게 만성 질환과 연결되는지도 함께 짚어본다. 매일 반복되는 '앉는 시간'을 건강을 회복하는 시간으로 바꾸는 실질적인 가이드가 담겨 있다.

4장

직업과 생활 패턴에 따른 의자 사용법

직업에 따라
의자 사용법도 달라져야 한다

7년 전, 앉기만 하면 1분도 채 지나지 않아 등이 결리고 목 주변이 뭉치면서 두통까지 동반되는 증상으로 수많은 병원을 전전했던 중년 남성이 내원했다. 그는 20년 넘게 컴퓨터 앞에 앉아 일해온 전형적인 직장인이었다.

지난 10년 동안 주사 치료, 신경 차단술, 도수 치료, 충격파 치료, 진통제 복용 등 할 수 있는 치료는 거의 모두 받아보았다고 했다. 그러나 통증은 조금도 개선되지 않았다. 1년만 지속되어도 신체적·정신적 부담이 큰 통증이 10년 넘게 이어지자, 그의 얼굴에는 피로와 우울감이 깊게 배어 있었다.

나는 환자에게 평소 앉는 자세를 그대로 보여달라고 요청했다. 그는 허리와 등을 있는 힘껏 세우고 앉았다. 양쪽 어깨는 견갑골이 서로 닿을 정도였다.

나는 환자에게 그 자리에서 온몸의 힘을 모두 빼고, 골반만 살짝 앞으로 기울여 앉는 방법을 알려주었다. 어깨는 억지로 펴지 말고, 등도 일부러 세우지 않도록 했다. 그 상태에서 그는 통증 없이 훨씬 오랜 시간 앉아 있을 수 있었다.

이 사례는 '힘으로 버티는 바른 자세'가 오히려 몸을 망칠 수 있음을 잘 보여준다. 아무리 건강한 사람이라도 근육에 지속적으로 힘을 주고 있으면 금세 피로가 쌓이고, 결국 통증으로 이어진다. 이는 장거리 마라톤과도 같다. 오래 달리기 위해서는 힘을 빼고 에너지를 최소한으로 쓰는 효율적인 자세가 필요하다.

오랜 시간 앉아 있어야 하는 현대인에게도 마찬가지다. 제대로 앉는 법 하나만 익혀두는 것이 불필요한 치료와 시간을 줄이고, 건강을 지키는 가장 확실한 방법임을 이 사례는 분명히 보여준다.

의자에 앉는 방법이 누구에게나 똑같을 수 없다. 하루 종일 컴퓨터 앞에 앉아 있는 사람과, 공부하는 학생, 현장에서 몸을 쓰는 작업자의 몸 사용 방식은 서로 다르기 때문이다. 따라서 건강을 지키기 위해서는 '정답 자세' 하나를 외우는 것이 아니라, 자신의 직업과 생활 패턴에 맞는 앉는 전략이 필요하다. 다음 장에서는 직장인, 학생, 작업자 등 직업별로 몸에 부담을 덜 주는 맞춤형 의자 사용법과 앉는 법을 구체적으로 살펴본다.

직장인을 위한
바른 자세 앉기 포인트

허리와 목, 어깨의 피로를 줄이기 위해서는 치료보다 먼저 앉는 습관을 바꾸는 것이 중요하다. 다음 다섯 가지를 일상에서 하나씩 실천해보자.

첫째, 온몸의 힘을 뺀다. 지금 앉아 있는 의자에서 자신도 모르게 긴장하고 있던 근육을 느슨하게 풀어준다. 어깨, 허리, 엉덩이에 들어가 있던 힘을 내려놓고, 몸 전체가 의자에 자연스럽게 실리도록 한다. 바른 자세의 출발점은 '힘을 빼는 것'이다.

둘째, 의자 높이를 조절한다. 발바닥이 바닥에 편안히 닿고, 엉덩이가 무릎보다 약간 높은 위치가 되도록 의자 높이를 맞춘다. 이렇게 하면 골반이 자연스럽게 전방 경사를 이루어 요추 전만을 만들기 쉬워진다.

셋째, 골반을 부드럽게 굴린다. 양손으로 골반을 잡고, 편안한 범위 안에서 살짝 앞으로 굴려본다. 이때 억지로 각도를 만들려고 하지 말아야 한다. 무리한 동작은 오히려 허리와 골반에 긴장을 유발할 수 있다.

넷째, 억지로 자세를 만들지 않는다. 어깨를 일부러 펴거나 등을 곧게 세우려 하지 않는다. 지금의 자세에서 다시 한번 온몸의 힘을 빼고, 허리의 자연스러운 C자 곡선(요추 전만)만 유지한 채 긴장을 내려놓는다. '바르게 보이려는 자세'보다 '몸이 편안한 자세'가 먼저다.

다섯째, 한 시간마다 반드시 움직인다. 휴대폰에 1시간 간격으로 알람을 설정해두고, 알람이 울릴 때마다 자리에서 일어나 가볍게 움직이거나 화장실에 다녀온다. 하루 종일 앉아 있어야 하는 직장인에게는 이 작은 움직임이 몸을 살리는 핵심 루틴이 된다.

바르게 앉는 자세만큼 중요한 것이 바로 의자의 기능을 제대로 활용하는 것이다. 특히 하루 종일 컴퓨터 앞에 앉아 있는 직장인에게 의자의 구조와 기능은 업무 효율뿐 아니라 건강에도 직접적인 영향을 미친다. 그러나 비싼 의자를 구매해놓고도 그 기능을 제대로 사용하지 못해, 오히려 불편함을 느끼는 사람들이 많다.

컴퓨터 작업을 오래 해본 사람이라면 누구나 공감할 것이다. 집중하다 보면 몸은 자연스럽게 앞으로 기울어진다. 이는 잘못이 아니라 지극히 자연스러운 반응이다. 실제로 업무 중 내내 등받이에 몸을 기대고 일하는 것은 거의 불가능하다.

하지만 중요한 것은 일할 때와 쉴 때의 자세를 구분하는 것이다. 일을 하지 않는 짧은 휴식 시간만큼은 반드시 등받이에 몸을 기대어 허리를 충분히 쉬게 해주어야 한다. 따라서 의자를 선택할 때는 등받이의 각도 조절과 지지력이 반드시 고려되어야 한다.

또 하나 간과하기 쉬운 요소가 바로 팔걸이다. 많은 사람이 팔걸이를 불편하게 느끼거나, 책상에 걸린다는 이유로 제거해버리곤 한다. 그러나 팔걸이를 적절히 활용하면 목과 어깨의 부담을 크게 줄일 수 있다.

양팔의 무게가 팔걸이에 분산되면 허리에 가해지는 압력이 감소하고, 어깨와 손목에 들어가는 불필요한 힘도 자연스럽게 줄어든다. 팔걸이의 높이는 앉았을 때 팔꿈치가 자연스럽게 약 90도로 접히고, 타이핑할 때 팔꿈치가 몸통에서 과도하게 벌어지지 않는 위치가 가장 이상적이다.

바른 자세를 알고 실천하는 것만으로는 충분하지 않다. 자신이 사용하는 의자의 기능을 이해하고, 상황에 맞게 활용하는 습관이 함께 갖춰져야 한다. 이것이 하루 종일 앉아 일해야 하는 직장인이 반드시 익혀야 할 또 하나의 건강 관리법이다.

그렇다면 어떤 의자를 선택하는 것이 좋을까?

가장 먼저 고려해야 할 요소는 팔걸이의 높낮이를 조절할 수 있는지 여부다. 팔걸이가 없는 상태에서 키보드와 마우스를 장시간 사

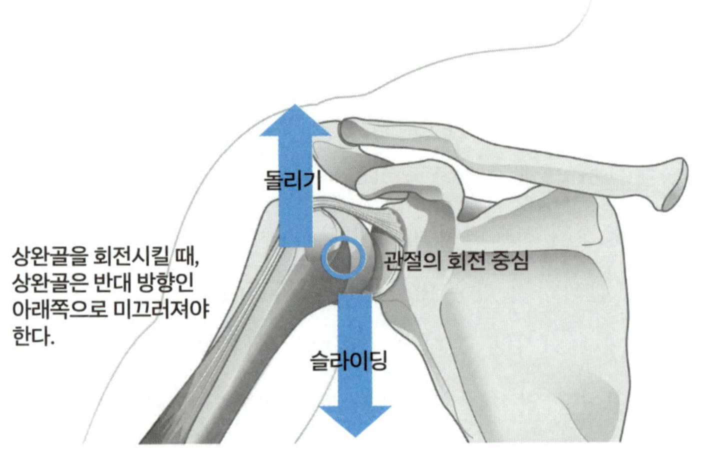

그림 4-1　　팔은 견관절에 매달려 있기에, 가만히 있어도 팔 무게 때문에 빠지려 한다. 이를 잡아주기 위해 어깨 주변의 근육들은 지속적으로 긴장된 상태에 놓여 있다.

용하면 어깨에 과도한 부담이 가해진다. 해부학적으로 팔은 어깨 관절에 단단히 고정된 구조가 아니라, 매달려 있는 형태에 가깝다([그림 4-1] 참고). 따라서 가만히 앉아 있기만 해도 어깨 주변 근육은 팔의 무게를 지탱하기 위해 지속적으로 긴장하게 된다.

이 상태에서 키보드와 마우스를 사용하기 위해 팔을 조금이라도 앞으로 뻗으면 상황은 더 나빠진다. 어깨 주변의 작은 근육들만으로는 그 하중을 버티기 어렵기 때문에 자연스럽게 승모근과 등 뒤쪽 근육까지 동원된다. 이 긴장이 반복되면 시간이 지날수록 등이 뻣뻣해지고, 양쪽 승모근은 단단히 뭉친다.

이러한 문제를 예방하는 가장 쉬운 방법이 바로 팔걸이를 적극적으로 활용하는 것이다. 팔의 무게를 팔걸이에 분산시키면 어깨 주변 근육이 쉬게 되고, 장시간 컴퓨터 작업을 하더라도 목과 어깨의 피로가 현저히 줄어든다. 따라서 의자를 선택할 때는 팔걸이의 높이를 자신의 팔 길이에 맞게 조절할 수 있는지를 반드시 확인하는 것이 좋다.

팔걸이가 있는 의자는 다음과 같은 방법으로 활용한다.

① 평소 자세 취하기

먼저 의자에 앉아, 평소처럼 키보드와 마우스를 사용하는 자세를 그대로 취한다. 일부러 자세를 고치려고 하지 말고, 가장 자연스럽게 일할 때의 모습을 기준으로 삼는 것이 중요하다.

② 팔걸이 높이 조절하기

그 자세를 유지한 상태에서 팔꿈치가 팔걸이에 자연스럽게 닿도록 높이를 조절한다. 이때 팔걸이가 너무 높으면 어깨가 위로 들리면서 승모근이 과도하게 긴장될 수 있다. 팔꿈치를 얹었을 때 어깨가 들리지 않고, 자연스럽게 아래로 떨어진 상태를 유지할 수 있는 높이가 가장 이상적이다.

③ 틈틈이 어깨 돌리기

아무리 좋은 의자를 사용하더라도, 같은 자세를 오래 유지하면 근육은 다시 굳는다. 한 시간에 한 번 정도는 자리에서 어깨를 가볍게 풀어주는 것이 좋다. 팔을 크게 벌려 돌리는 동작은 어깨 충돌 증후군이나 통증이 있는 사람에게 오히려 부담이 될

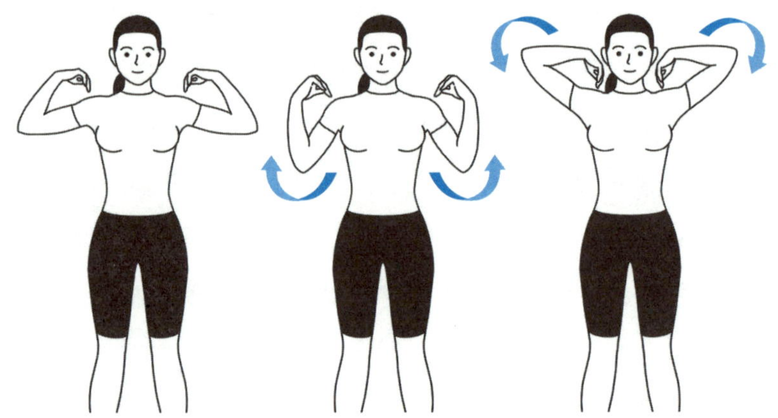

수 있다. [그림 4-2]와 같이 작은 범위 내에서 부드럽게 돌려도 충분한 효과를 얻을 수 있다.

의자 선택에 있어 두 번째로 중요한 기준은 등받이가 충분히 뒤로 젖혀지는지 여부다([그림 4-3] 참고).

업무 중에는 잠시라도 자리를 비우기 어려운 경우가 많다. 이럴 수록 허리에 집중되는 체중 부담을 어떻게 분산시키느냐가 중요하다. 특히 등받이를 젖혀 다리를 뻗고 이완된 자세를 취하면, 허리 디스크에 가해지는 압력을 줄일 수 있고 장요근이 짧아지는 것도 예방할 수 있다.

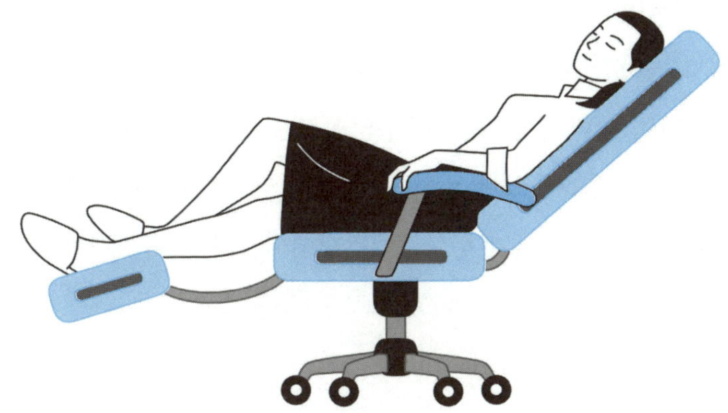

등받이를 활용한 휴식 방법은 다음과 같다.

① 의자를 가능한 한 뒤로 젖혀 눕는다.

② 팔을 머리 위로 올려 '만세'를 하듯 스트레칭하며, 동시에 다리를 길게 뻗어 기지개를 켜듯 몸을 늘려준다.

③ 이 자세에서 등받이에 몸을 편안히 기댄 채 잠시 쉬었다가 다시 업무로 돌아간다.

이 방법을 틈틈이 활용하면 허리에 쌓이는 부담을 줄일 수 있고, 장시간 앉아 있어도 피로를 최소화하는 데 도움이 된다.

세 번째 의자 선택 기준은 높낮이 조절 기능이다.

의자 높이 조절은 선택이 아니라 필수에 가깝다. 의자가 너무 높으면 발바닥이 바닥에 닿지 않아 무의식적으로 까치발을 들게 되고, 그 결과 종아리 근육이 쉽게 뭉친다. 반대로 의자가 너무 낮으면 허리가 굽고 자세가 흐트러지기 쉽다. 결국 허리와 하체 모두에 불필요한 부담이 쌓이게 된다.

의자 높이는 다음 순서로 조절한다.

① 의자에 바르게 앉는다.
② 무릎이 엉덩이보다 약간 낮아지도록 의자 높이를 맞춘다.
③ 키보드를 자연스럽게 칠 수 있는 위치까지 의자를 앞으로 당긴다.

이 세 가지만 조절해도 하체의 불필요한 긴장은 크게 줄고, 허리에 가해지는 부담 역시 눈에 띄게 감소한다.

학생에게 의자가 중요한 진짜 이유

대치동에서 근무하던 시절의 이야기다. 처음에는 학생들이 방학 동안에도 시간이 없다고 말하는 것을 쉽게 이해하지 못했다. 하지만 실제로 현장에서 일해 보니, 방학 중 학생들은 학교에 다닐 때보다 훨씬 많은 학원을 다니고 있었고, 숙제와 이동 시간까지 더해져 치료 시간을 맞추는 것조차 쉽지 않았다.

당시 나는 늘 환자가 많아 예약 대기까지 있을 정도였지만, 성장기 학생 치료만큼은 더 꼼꼼하고 성의 있게 진행했다. 시간이 빠듯해 혹시라도 치료가 소홀해질까 걱정하는 부모님들도 간혹 있었지만, 큰 불만을 드러내는 경우는 거의 없었다.

어느 날, 한 어머니가 똘똘해 보이는 아들을 데리고 치료실로 들어

왔다. 아이는 머리가 자주 아프고 어깨가 늘 결려 공부에 집중하기 어렵다고 했다. 육안으로 보아도 등이 많이 굽어 있었고, 고개는 전형적인 거북 목 상태였다.

엑스레이 검사 결과, 척추 측만증의 콥스 앵글cobb's angle[•]이 20도 이상으로 나타났다. 어머니 말씀으로는 초등학교 때까지만 해도 자세가 곧고 건강했지만, 중학교에 들어가면서부터 상태가 급격히 나빠졌다고 했다. 초등학생 시절에는 수영을 했으나, 중학교 이후 학업에 집중하며 운동을 그만두었고 성장기 체형 변화까지 겹친 상황이었다.

"학교에서 사용하는 의자나 책상이 불편하지는 않니?"

"제가 키가 커서요. 의자랑 책상이 낮아서 항상 불편해요. 지금도 그래요."

학생마다 체격 차이가 있는데 모두 같은 높이의 의자와 책상을 사용하게 하면, 자세가 무너질 수밖에 없다. 다행히 이 아이는 대학 입학까지 시간이 충분했다. 나는 아이에게 의자에 올바르게 앉는 방법과 간단한 스트레칭을 지도했다. 단순히 앉는 습관을 바꾼 것만으로도 콥스 앵글은 20도 이내로 줄었다. 등과 어깨 결림이 완화되면서 집중력도 눈에 띄게 좋아졌다. 어머니는 무척 기뻐했다.

이와 같은 학생들이 지금도 매우 많다. 공부에만 매달리다 보면 체력은 약해지고, 몸의 균형이 무너지면서 건강까지 나빠진다. 이 상태

[•]　척추 측만증에서 척추의 휨 정도, 즉 휘어진 척추의 각도를 말한다.

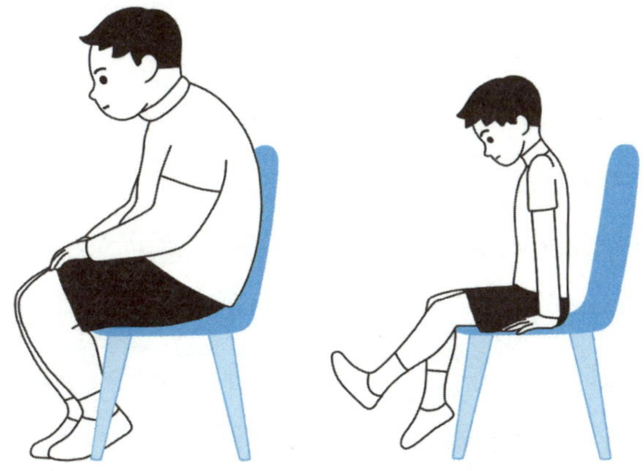

그림 4-4　성장 속도가 빠른 시기에는 몸의 균형이 쉽게 무너질 수 있다. 그런데 높이가 조절되지 않는 의자에 앉으면 키 차이 때문에 바른 자세를 취하기가 어려울 수밖에 없다.

로 성장한 학생들은 취업 후에도 병원을 자주 찾게 될 가능성이 높다. 아무리 좋은 직장에 들어가도, 건강이 뒷받침되지 않으면 오래 버티기 어렵다.

　성장기 학생들에게 자세가 중요한 이유는 단순하다. 나쁜 자세는 키 성장에 영향을 미칠 뿐만 아니라, 목·어깨·등·허리 통증을 유발시키고 심하면 두통과 눈의 피로까지 이어진다. 이는 결국 집중력 저하로 연결된다. 반대로 바른 자세로 앉으면 몸이 편안해지고 통증이 줄어들어, 오랜 시간 안정적으로 집중할 수 있다. 공부는 오래 앉아 있는 것보다 얼마나 집중할 수 있는가가 더 중요하다.

　과거에는 학교 책상과 의자의 높이가 모두 동일했다. 성장기 학생들의 체형이 제각각이라는 점을 고려하면, 이는 매우 비합리적인 구조였다. 다행히 요즘은 높낮이 조절이 가능한 책상과 의자가 보급되고 있다. 그런데 대부분의 학생들이 자신의 몸에 맞게 조절하지 않은 채 그대로 사용한다.

덩치가 큰 아이에게 단순히 "바로 앉아!"라고 말하는 것만으로는 올바른 자세를 만들 수 없다. 간단한 방법이라도 구체적으로 알려주어야 하며, 교사와 학부모 역시 학교와 학원에서 아이들이 바르게 앉을 수 있도록 지속적으로 지도할 필요가 있다.

학생을 위한
바른 자세로 앉는 법

학생들이 바르게 앉기 위해서는 몇 가지 기본 습관만 지켜도 충분하다. 복잡하게 생각할 필요 없이, 다음의 네 가지만 기억하자. 동영상을 통해 확인할 수도 있다.

① 의자 높낮이를 조절한다.

　　발바닥이 바닥에 완전히 닿도록 의자 높이를 맞춘다. 이때 무릎은 엉덩이보다 약간 아래에 위치하는 것이 가장 이상적이다. 그래야 골반이 자연스럽게 앞으로 기울며 허리에 부담이 덜 간다.

② 책상에 최대한 가까이 앉는다.

　　필기와 책 읽기가 많은 학생은 배와 책상 사이에 주먹 하나 정

도의 공간만 남기고 앉는 것이 좋다. 책상과 멀어질수록 고개가
앞으로 빠지고 등이 쉽게 굽어진다.

③ 상황에 맞게 등받이를 활용한다.

설명을 들을 때는 허리의 자연스러운 요추 전만을 유지한 채
앉는다. 필기할 때는 허리를 등받이에 가볍게 붙여 체중이 허리
에만 쏠리지 않도록 한다. 등받이는 '기대는 용도'가 아니라 부
담을 나누는 도구다.

④ 쉬는 시간마다 스트레칭한다.

쉬는 시간에는 등을 등받이에 기대고 몸을 뒤로
젖히며 기지개를 10번 정도 켠다. 짧은 스트레
칭만으로도 굳어 있던 척추와 어깨 근육이 충분
히 풀린다.

성장기 학생들에게 자세는 단순한 습관이 아니라 몸의 성장 방향
을 결정하는 요소다. 골반이 틀어지면 척추 측만증으로 이어질 수 있
고, 구부정한 자세는 키가 작아 보이게 만들며 거북 목을 유발한다. 따
라서 학생들은 다음 두 가지 기능을 반드시 갖춘 의자를 사용하는 것
이 좋다.

첫째, 의자 높낮이가 조절되는 의자를 선택해야 한다. 성장기 학생
들은 같은 학년이라도 키 차이가 크기 때문에, 의자의 높이를 고정해
두면 바른 자세를 유지하기 어렵다. 의자 높낮이를 조절할 수 있어야
골반과 허리가 자연스러운 정렬을 유지할 수 있다.

의자 사용 방법은 간단하다. 먼저 의자에 편안하게 앉은 뒤, 무릎이 엉덩이보다 약간 낮아지도록 의자 높이를 맞춘다. 그다음 배와 책상 사이에 주먹 하나 정도의 공간을 두고 책상 가까이에 붙어 앉는다. 이 두 가지만 지켜도 허리가 굽는 것을 크게 줄일 수 있다.

둘째, 골반을 잡아주는 구조가 있는 의자를 사용하는 것이 좋다. 좌판 가운데가 살짝 튀어나온 형태의 의자는 골반을 자연스럽게 세워주어, 학생이 따로 신경 쓰지 않아도 바른 자세가 유지된다. 특히 오래 앉아 있어야 하는 성장기 아이들에게는 이런 구조의 의자가 큰 도움이 된다.

바른 자세는 '의식적으로 버티는 것'이 아니라, 의자 구조의 도움을 받아 자연스럽게 유지되는 것이어야 한다. 성장기에는 이런 작은 차이가 몸의 정렬과 키 성장, 집중력에까지 영향을 미친다.

작업자의 허리와 골반을 지키는 앉기 자세

50대 초반의 유명한 미술 작가가 병원을 찾았다. 진료실에 들어올 때부터 다리를 심하게 절고 있었고, 표정에는 긴장과 불안이 역력했다.

"예전부터 조금씩 아프긴 했는데, 최근 들어 통증이 너무 심해졌어요. 대학병원에서는 수술을 권했지만, 가능하면 피하고 싶습니다."

"혼자 걸어서 병원에 오실 수 있을 정도라면 수술이 꼭 필요한 상태는 아닙니다. 정말 수술이 필요한 분들은 혼자 걷기 어렵습니다."

이후 고관절의 움직임 범위Range of Motion, ROM를 직접 측정해 보여주었다. 검사 과정에서, 환자가 작업할 때 아픈 쪽 다리에 체중을 실은 채 오래 앉아 있는 습관이 있다는 사실을 확인할 수 있었다.

"한쪽 다리에만 체중을 싣고 장시간 앉아 있으면, 고관절에 지속적인 압박이 가해집니다. 이로 인해 주변 근육은 과도하게 긴장하고, 혈액 순환도 점점 나빠질 수 있습니다."

이에 따라 양쪽 다리에 체중이 고르게 실리도록 앉는 방법, 허리를 굽히는 대신 골반을 접어 숙이는 방법을 지도했다. 또한 작업 중간중간 다리를 쭉 뻗거나, 가능하면 누운 자세로 충분히 쉬는 시간을 갖도록 강조했다.

그 결과 환자는 거의 통증 없이 회복되었고, 2024년에는 상암동의 대형 전시장에서 개인 전시회를 열 정도로 건강을 되찾았다.

앉아 있을 때 디스크에 가해지는 압력은 서 있을 때보다 약 1.5배 크며, 이 상태에서 허리까지 숙이면 부담은 더욱 커진다. 여기에 한쪽 다리에만 체중을 싣는 습관이 더해지면 고관절에 과도한 스트레스가 반복적으로 가해지고, 심한 경우 고관절 괴사로까지 진행될 수 있다.

이 사례는 바른 자세 하나만으로도 고관절 치환술과 같은 큰 수술을 피할 수 있으며, 시간과 비용은 물론 삶의 질까지 바꿀 수 있음을 보여준다.

작업자란 책상 없이 의자에 앉아 그림을 그리거나 작품 활동을 하는 사람들을 말한다. 이러한 작업자들은 대부분 의자에 앉은 채 허리를 앞으로 숙였다가 다시 펴는 동작을 반복한다. 학생들과 달리 책상이나 등받이처럼 몸을 지탱해줄 구조물이 없기 때문에 허리에 가해지는 부담은 훨씬 클 수밖에 없다.

[표 4-1]을 보면 디스크에 가해지는 압력을 100으로 설정했을

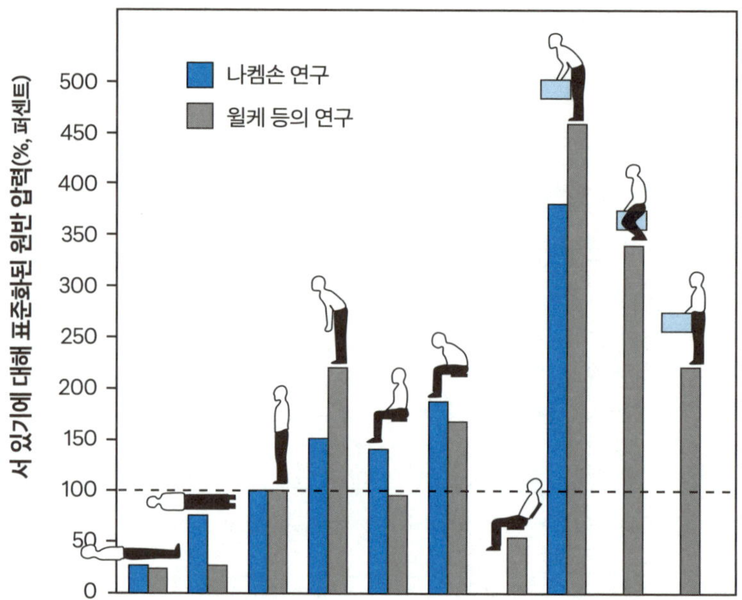

표 4-1   스웨덴 척추외과 나켐손Nachemson 박사가 발표한 연구에 따르면, 바른 자세로 앉는 것만으로 척추·관절에 전달되는 압력이 30퍼센트가량 줄어드는 것으로 나타났다. 윌케 등 최근 연구에서도 약간의 차이가 있을 뿐, 바르게 앉았을 때 압력은 확실히 줄어든다(Modified from Wilke H-J, Neef P, Caimi M, et al: New in vivo measurements of pressures in the interverttrebral disc in daily life. 〈Spine 24〉: 755, 1999.).

때, 단순히 앉아 있기만 해도 약 150퍼센트의 압력이 발생하며, 허리를 숙이면 180퍼센트 이상까지 증가한다. 여기에 작업 과정에서 힘까지 가해지면, 디스크가 손상되기 쉬운 환경이 조성된다. 이러한 이유로 작업자에게는 체중 지지를 충분히 고려한 앉는 자세가 반드시 필요하다. [그림 4-7]에서 제시하는 동작을 동영상을 보며 따라 해보자.

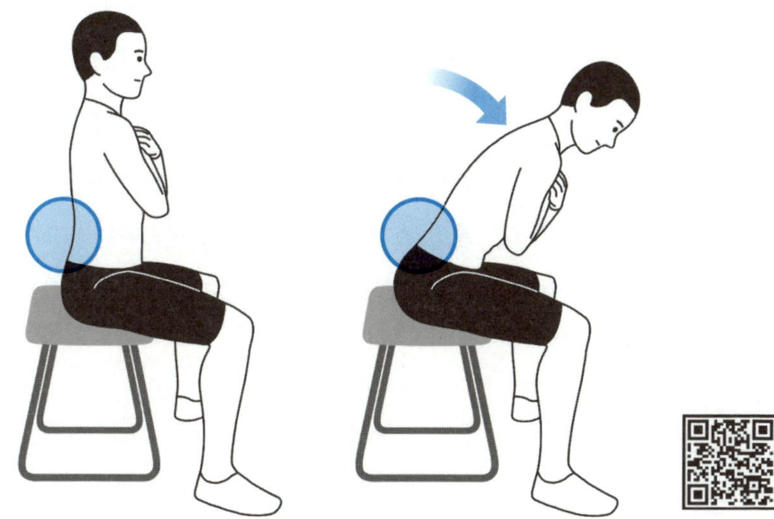

그림 4-7　요추 전만을 유지하며 골반을 숙여 움직이면 특정 부위에 반복적인 압박이 가해지는 것을 막을 수 있다.

첫째, 다리는 어깨너비 정도로 벌려 양다리에 체중이 고르게 실리도록 한다.

둘째, 발바닥이 바닥에 완전히 닿도록 의자 높이를 조절하고, 무릎은 엉덩이보다 약간 낮은 위치에 두어 엉덩이에 집중되는 체중 부담을 줄인다.

셋째, 허리를 구부렸다 펴며 작업할 때는 먼저 허리를 세운 뒤, 요추의 자연스러운 전만을 유지한 상태에서 움직인다. 이때 허리를 접는 것이 아니라 골반을 앞으로 기울이며 숙이는 방식으로 움직여야 한다.

　요추를 앞뒤로 움직일 때 특정 분절만 반복적으로 꺾이면, 철사가 한 지점에서 계속 구부러지다 결국 끊어지는 것처럼 디스크 역시 손상될 수밖에 없다. 반면 요추 전만을 유지한 상태에서 골반을 중심으로 숙였다 펴는 동작은 이러한 위험을 크게 줄여준다.

　따라서 작업 중간중간 골반 스트레칭을 자주 해주는 것만으로도, 장시간 작업 시 허리에 가해지는 부담을 효과적으로 줄일 수 있다.

상황에 따라 달라지는
바르게 앉는 법

지하철에서 바르게 앉는 법

30대 후반의 여성 직장인이 내원했다. S전자에서 근무하는 이 환자는 젊은 나이에 팀장 자리까지 오를 만큼 자신의 일에 열정적으로 매진해온 사람이었다. 문제는 하루 대부분을 책상 앞에 앉아 보내는 생활 습관이었다. 서 있을 때는 괜찮았지만, 조금만 앉아 있어도 허리 통증이 심해 결국 병가를 내고 입원 치료까지 받은 상태였다.

"하루에 얼마나 앉아 계세요?"

"바쁠 때는 아침부터 다음 날 새벽 2~3시까지 일한 적도 있어요. 안 바빠도 야근은 기본이고요."

이 정도로 오랜 시간 앉아 있다면, 어떤 자세를 취하더라도 허리가 아플 수밖에 없다.

그런데 한 가지 흥미로운 이야기를 들을 수 있었다. 출퇴근길에 지하철을 탈 때, 의자가 섬유 재질이면 허리 통증이 덜하지만 스테인리스 의자에 앉으면 통증이 훨씬 심해진다는 것이었다. 이유는 명확했다. 마찰력이 있는 섬유 재질 의자는 엉덩이가 쉽게 미끄러지지 않아 요추 전만 자세를 유지하기 쉽다. 반면 스테인리스처럼 표면이 미끄러운 의자에서는 엉덩이가 앞으로 밀리면서 요추 전만이 무너지기 쉽다.

나는 환자에게 의자 재질과 상관없이 요추 전만을 유지한 채 등과

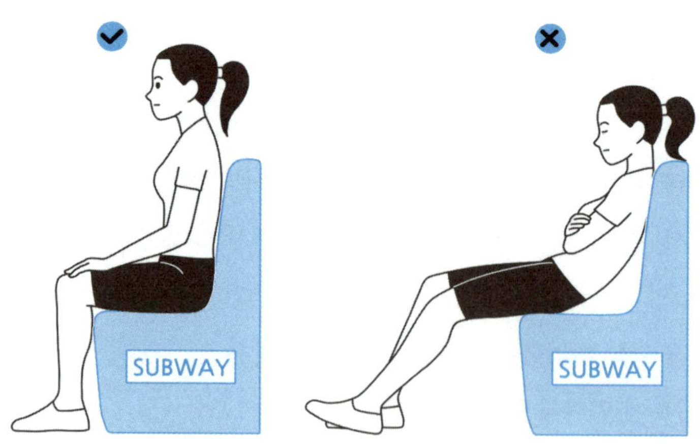

그림 4-8　　평소 지하철에서 어떻게 앉게 되는지 스스로 관찰해보자. 오른쪽 그림과 같이 스테인리스스틸 재질의 의자에서는 자기도 모르게 미끄러져 허리를 띄우고 앉기 십상이다.

머리까지 등받이에 붙여 앉는 방법을 안내했다. 퇴원 후 지하철을 타고 다시 내원한 환자는, 직접 실천해보고 나서 그 차이를 분명히 느꼈다며 놀라워했다.

지하철 의자는 크기가 거의 동일하지만, 재질에 따라 허리 통증의 정도는 크게 달라질 수 있다. 허리 부담을 줄이기 위해서는 가능한 한 의자에 몸을 기대어 체중 부하를 고르게 분산시키는 것이 중요하다. 또한 휴대폰을 눈높이에 맞춰 사용하면 목에 가해지는 부담도 크게 줄일 수 있다.

지하철에서 바르게 앉는 방법은 다음과 같다.

먼저 엉덩이를 의자 안쪽으로 깊숙이 붙여 앉는다. 그 상태에서 허리와 등, 머리까지 등받이에 최대한 밀착시킨다. 이렇게 앉으면 체중이 머리·등·허리·엉덩이로 고르게 분산되어 허리에 집중되는 부담이 줄어든다. 동시에 머리를 등받이에 기대게 되어 고개를 숙여 휴대폰을 보는 습관도 자연스럽게 줄일 수 있다. 이는 거북 목이나 일자 목을 예방하고 교정하는 데에도 큰 도움이 된다.

승용차 내 올바른 운전 자세

전국 빙수 프랜차이즈 매장에 기계를 납품하는 사장님이 내원했다. 환자는 기침만 해도 허리에 극심한 통증이 느껴진다고 했다. 운전을 마치고 차에서 내리면 허리가 바로 펴지지 않아, 몇 분간은 굽은 채로 서 있어야 겨우 자세를 바로잡을 수 있다고 했다.

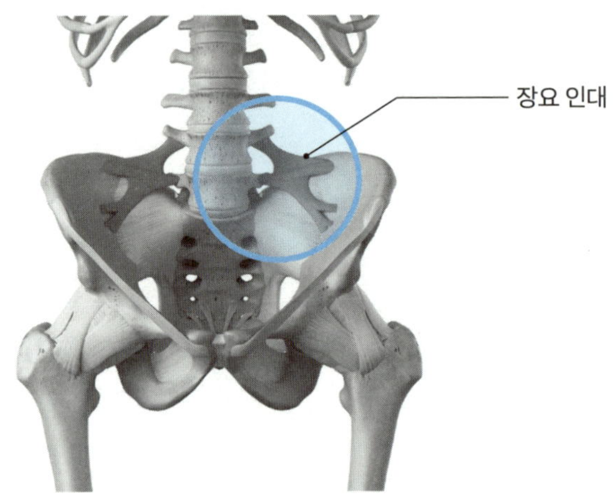

공장과 본사가 떨어져 있어 하루 3~4시간씩 운전을 해야 했고, 시간이 지날수록 허리 통증은 점점 심해졌다. 엑스레이와 MRI 검사상 디스크나 다른 구조적 문제는 심하지 않았지만, 환자가 느끼는 통증은 상당히 강했다.

운전 자세를 확인해보니 원인이 분명했다. 키가 큰 편이라 의자를 최대한 뒤로 밀고, 오른쪽 다리를 쭉 뻗은 채 허리를 구부정하게 한 상태로 운전하고 있었다. 이 자세가 허리 통증을 지속적으로 유발하고 있었던 것이다.

허리 통증을 일으키는 여러 구조물 가운데서도 장요 인대는 극심한 통증을 유발할 수 있는 중요한 부위다. [그림 4-9]에서 보듯 장요 인대는 허리뼈(요추)와 골반을 연결하는 인대로, 허리를 구부릴 때 요추가 갑자기 꺾이지 않도록 단단히 지지해주는 역할을 한다. 이런 핵심 지지 구조물은 과도한 부담을 받으면, 회복을 유도하기 위해 강한 통증을 발생시키는 특징이 있다. 통증을 통해 몸을 억지로라도 쉬게 하려는 생리적 반응인 셈이다.

이 환자의 경우 장요 인대에 지속적인 압력이 가해져 통증이 발생한 상태였다. 이에 따라 올바른 운전 자세를 안내했다. 먼저 의자에 앉을 때 골반을 살짝 앞으로 말아 요추 전만 자세를 만들도록 했다. 이렇게 하면 장요 인대가 안정되고, 운전 후 차에서 내릴 때도 같은 자세를 유지하면 허리 통증이 크게 줄어든다.

또한 의자가 지나치게 뒤로 밀리면, 무릎을 펴기 위해 요추 전만이 무너지기 쉽다. 따라서 의자 위치는 무릎이 약 120도 정도로 구부러지는 상태가 가장 적절하다.

환자는 집으로 돌아가는 길에 이 자세를 바로 실천해보았고, 처음으로 허리를 굽히지 않고 곧게 펴서 차에서 내릴 수 있었다고 했다. 기침을 할 때 허리를 숙이면 디스크와 장요 인대에 강한 압력이 가해져 극심한 통증이 발생하지만, 허리를 편 상태에서 기침하면 통증이 거의 없다는 사실도 직접 확인했다.

허리 통증을 줄이기 위해서는 치료도 중요하지만, 그보다 먼저 장요 인대가 안정되는 정확한 자세를 아는 것이 무엇보다 중요하다.

운전석에 앉을 때 자세 포인트

운전석에 앉을 때 주의해야 할 점은 다음과 같다.

첫 번째, 엉덩이를 의자 끝까지 깊숙이 밀어 넣은 뒤 의자를 앞으로 이동시킨다. 이때 양쪽 무릎의 위치와 길이는 같아야 하며, 오른쪽 무릎이 액셀을 밟기 위해 앞으로 튀어나오는 자세는 피해야 한다. 의자는 발목만 움직여 액셀을 밟을 수 있을 정도로 당기는 것이 이상적이다([그림 4-10] 참고).

이 상태에서 허리와 고관절의 각도는 최소 90도 이상을 유지해야 하고, 무릎은 골반보다 아래에 위치해야 한다. 의자 높이가 맞지 않아 무릎이 골반보다 높아지면, 허리는 자연스럽게 구부정해지고 요추 전만도 쉽게 무너진다. 따라서 의자 높이 조절에도 각별히 신경 써야 한다.

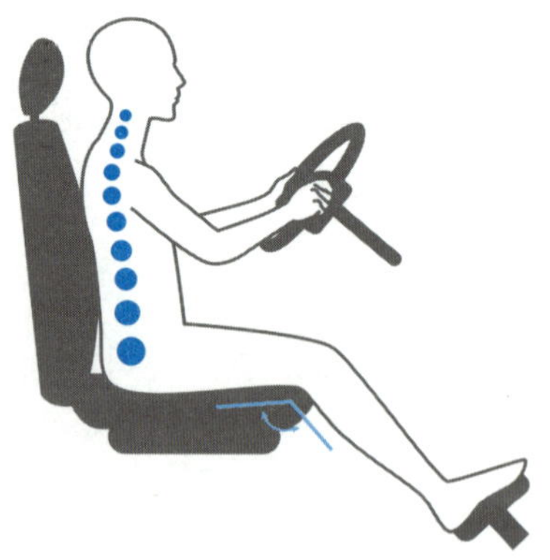

그림 4-10　고관절 각도가 90도 이상 되게 하는 게 포인트다.

[그림 4-11]에서 보여주는 자세는 잘못된 앉기 방식이다. 이렇게 앉으면 골반이 뒤틀리면서 허리도 함께 비틀리게 되고, 그 결과 디스크에 가해지는 부담이 크게 증가한다. 또한 골반과 허리를 지지하는 인대가 지속적으로 늘어나, 차에서 내릴 때 극심한 통증이 발생할 수 있다.

두 번째, 등과 머리를 반드시 좌석 뒤쪽에 붙이고 운전해야 한다. 여성 운전자들 가운데는 [그림 4-11]처럼 몸을 앞으로 숙이고 목을 길게 빼 운전하는 경우가 적지 않다. 이런 상태에서 뒤에서 추돌 사고가 발생하면, 목이 순간적으로 과도하게 뒤로 꺾이면서 목 디스크 파열로 이어질 위험이 크다.

따라서 [그림 4-12]와 같이 헤드레스트에 머리를 최대한 가깝게 붙인 상태에서 운전해야 한다. 이 자세는 예기치 못한 충돌 상황에서 목과 경추를 보호하는 데 매우 중요하다.

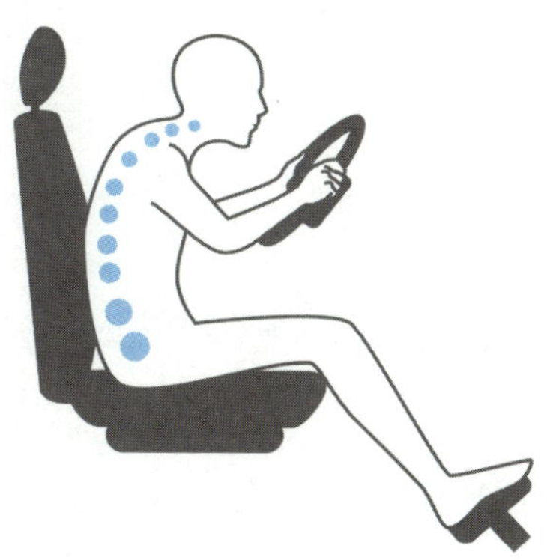

그림 4-11　　오른발만 쓰더라도 두 발을 동일한 위치에 두어야 한다. 등을 반쯤 기대고 목을 쭉 빼는 것도 나쁜 자세다.

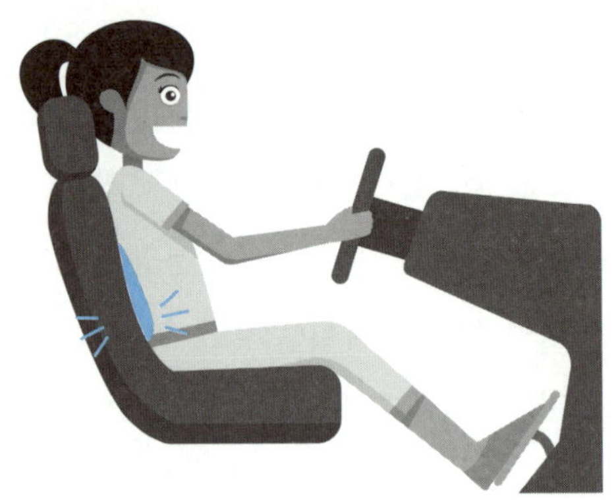

조수석에 앉아 대시보드 위에 발을 올리고 앉는 자세도 반드시 피해야 한다. 겉보기에는 편해 보일 수 있지만, 뒤에서 충격이 가해질 경우 디스크와 장요 인대에 심각한 손상이 발생할 수 있다. 차량 안에서는 절대로 다리를 올린 채 앉지 않도록 주의해야 한다.

방바닥에서 바르게 앉는 법

얼마 전, 고등학교 때부터 태권도 유단자였고 760도 발차기까지 가능했던 친구가 병원을 찾았다. 최근 허리 디스크 진단을 받고 신경 차단술과 약물치료까지 시도했지만, 통증은 전혀 줄지 않았다고 했다.

신경 차단술이나 약물치료에 반응이 없다면, 인대 문제일 가능성이 높다. 특히 장요 인대는 허리 신경과 직접적인 관련이 없어 신경 차단술이나 근육 이완제는 큰 도움이 되지 않았다.

친구는 걱정스러운 표정으로 말했다.

"다음 주에 우리 모임이 있는데, 허리가 너무 아파서 갈 수 있을지 모르겠어."

장요 인대 통증은 요추 전만 자세만 잘 유지해도 빠르게 호전될 수 있다. 그래서 나는 친구에게 요추 전만을 유지한 채 앉는 방법을 알려 주었다. 문제는 모임 장소가 의자가 없는 좌식 공간이라는 점이었다. 연말이라 장소를 바꾸는 것도 쉽지 않은 상황이었다.

나는 친구에게 이렇게 말했다.

"부끄럽더라도 내가 시키는 대로 하면 모임에 충분히 갈 수 있어. 목욕탕 의자 하나 챙겨와서 그 위에 앉아. 양반다리로 앉아도 몇 시간은 괜찮을 거야."

치료 베드에서 자세를 연습한 친구는, 얼마 지나지 않아 통증 없이 앉을 수 있었다. 그리고 모임 당일, 그는 정말로 목욕탕 의자를 들고 등장했다. 서빙을 하던 직원들조차 "일하면서 목욕탕 의자를 들고 온 손님은 처음 본다"며 놀랐다고 한다.

바닥에 앉았다가 일어설 때 다리에 쥐가 나거나, 옆 사람을 붙잡고 겨우 일어난 경험이 누구나 한 번쯤 있을 것이다. 특히 식당이나 친척 모임처럼 바닥에 오래 앉아 있다가 일어날 때 이런 불편함을 자주 겪는다. 이는 단순히 나이가 들어서 생기는 문제가 아니라, 바닥에 앉으면서 혈액 순환이 원활하지 않아 나타나는 대표적인 저림 증상이다.

대부분 바닥에서는 양반다리 자세를 취하게 되는데, 이때 허벅지 뒤쪽의 햄스트링 근육이 짧아지면서 한쪽 발을 깔고 앉는 경우가 많다. 이렇게 앉으면 엉덩이 아래와 허벅지 뒤쪽이 바닥에 눌리면서 혈관과 신경이 압박을 받게 된다. 그 결과 혈액 순환이 방해되고, 일어설 때 다리에 저림이나 불편함, 심하면 쥐가 나는 증상까지 이어진다.

옆으로 앉거나 양반다리가 잘 되지 않는 사람들도 상황은 크게 다르지 않다. 겉으로 보기엔 자세만 조금 다를 뿐이지만, 공통적인 문제는 허리를 온전히 펼 수 없다는 점이다. 바닥에 앉으면 골반이 자연스럽게 뒤로 말리고, 그 상태에서는 요추 전만, 즉 허리의 앞쪽 곡선을 유지하기가 거의 불가능해진다. 허리를 세우려고 애써도 실제로는 허리가 아니라 등과 목에 힘이 들어가게 된다.

이런 이유로 바닥에 앉아야 할 경우에는 방석을 활용하는 것이 가장 좋은 선택이다. 단, 방석 전체에 엉덩이를 올려 앉는 방식은 생각보다 효과가 크지 않다. 오히려 골반이 뒤로 밀리면서 자세가 더 구부정해질 수 있다.

[그림 4-13]의 오른쪽 그림처럼 엉덩이 아래만 높게 받쳐, 무릎보다 엉덩이가 높은 위치를 만들어주면 상황은 완전히 달라진다. 골반이 자연스럽게 앞으로 기울어지면서 요추 전만이 살아나고, 특별히 힘을 주지 않아도 허리를 세우기가 훨씬 수월해진다. 같은 바닥에 앉아 있어도 몸이 덜 피로하고, 오래 앉아 있다가 일어날 때의 부담도 크게 줄어든다.

만약 방석이 없다면, 무릎을 굽혀 앉는 자세가 그나마 최선의 대안

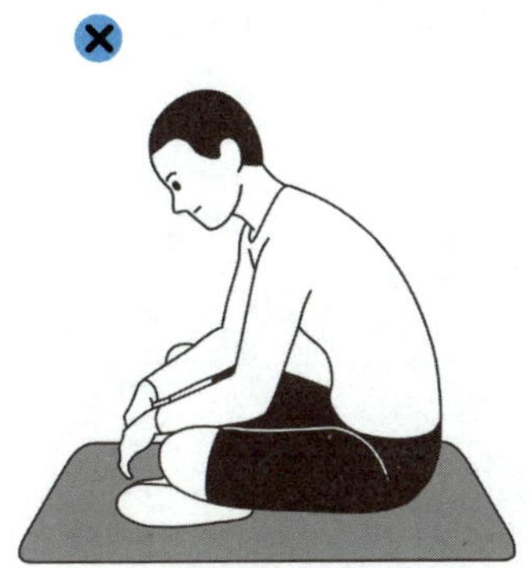
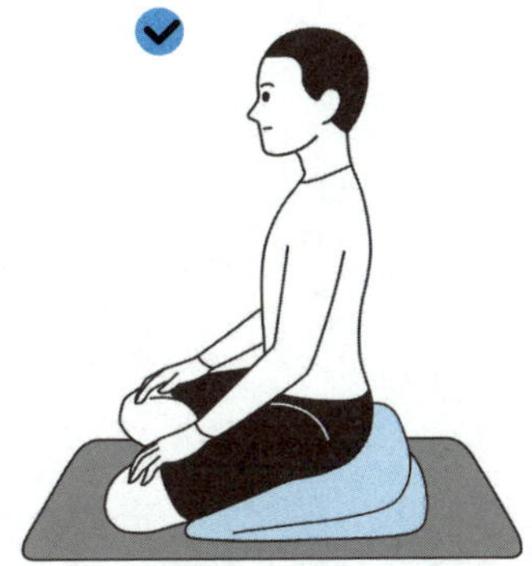

그림 4-13　오른쪽 그림처럼 방석 안쪽으로 엉덩이를 조금 깊이 넣어 앉는 게 좋다. 방석을 여러 개 겹쳐 적절한 높이와 자세를 만들어주어도 좋다.

이 될 수 있다. 다만 이 자세 역시 다리 쪽에 압박이 집중되기 때문에 저림이나 쥐가 생길 가능성이 있다.

따라서 바닥에 오래 앉아 있어야 한다면, 한 자세로 버티려 하지 말고 수시로 일어났다 다시 앉는 동작을 반드시 병행해야 한다. 작은 움직임 하나만으로도 혈액 순환은 훨씬 원활해지고, 몸의 부담은 눈에 띄게 줄어든다.

바른 자세는 의자에 앉는 순간부터 시작된다. 이 장에서는 앉기 전 자세 점검법부터 장시간 앉아 있어도 피로와 통증을 줄이는 요령에 대해 정리했다. 특히 요추 전만을 방해하는 핵심 근육들을 하나씩 짚어보고, 왜 반드시 풀어야 하는지를 설명한다. 장요근, 대둔근, 햄스트링, 대흉근, 흉쇄유돌근까지 실제 임상에서 가장 중요한 부위들만 담았다. 자세를 '버티는 것'이 아니라 '편안하게 유지하는 법'을 배우게 될 것이다.

5장

통증 없이
오래 앉아 있으려면?

의자에 앉기 전,
반드시 해야 할 자세 점검

A엔터테인먼트 대표가 진료실을 찾았다. 대표는 골프만 치면 허리 통증이 심해, 며칠 동안 제대로 움직이지 못할 정도라고 했다. 이 통증으로 거의 10년 가까이 고생해왔는데, 최근에는 증상이 더 심해져 아예 골프를 치러 나가지 못하는 상황에 이르렀다고 했다. 그러나 업무 특성상 골프를 완전히 피하기도 어려워 고민이 컸다.

"평소 앉아 있는 자세를 한번 보여주시겠습니까?"

대표는 요추 전만(허리의 자연스러운 앞굽음)을 만드는 것조차 어려울 만큼 허리가 뻣뻣한 상태였다. 특히 가장 큰 문제는 햄스트링이 지나치게 짧다는 점이었다. 실제로 SLR 테스트*를 해보니, 다리가 45도 이상 올라가지 않았다.

"햄스트링이 이렇게 짧으면 의자에 앉을 때 골반을 앞으로 기울이거나 허리의 자연스러운 전만을 만들 수 없습니다. 결국 상체에 힘을 주어 억지로 앉게 되고, 이 상태로 골프 스윙을 하면 회전이 하부 요추에 집중되면서 통증이 생기게 됩니다."

대표의 하체는 워낙 굳어 있어 강한 이완 치료가 필요했다. 치료 과정에서 극심한 통증으로 비명을 지르기도 했지만, 끝까지 잘 견뎌냈다(현재는 통증 없이 이완할 수 있는 방법을 사용하고 있어 이런 불편한 과정은 없다).

치료 후 다시 SLR 테스트를 해보니, 다리는 70도까지 올라갔다. 서서 허리를 숙였을 때는 손끝이 바닥에 닿을 정도였다. 대표는 "살면서 처음 손이 바닥에 닿았다"며 놀라워했다. 허리를 직접 치료한 것도 아닌데, 몸이 한결 가벼워졌다는 느낌도 들었다고 했다.

이후 나는 평소 의자에 앉기 전이나 운전하기 전에 햄스트링 스트레칭을 꾸준히 하라고 권했다. 그 뒤로 대표는 골프를 치고도 허리 통증 때문에 내원하는 일이 없어졌다. 오히려 주변의 허리 통증 환자들을 많이 소개해주기까지 했다.

●   SLR 테스트Straight Leg Raise Test는 허리 디스크(추간판 탈출증)나 좌골 신경통이 있는지 확인하기 위한 검사다. 누운 상태에서 무릎을 곧게 편 채로 다리를 들어 올리게 하는데, 올라가는 각도와 통증의 정도를 살펴보는 간단한 선별 검사다.

위 사례처럼, 의자에 앉기 전 아주 간단한 스트레칭만 해도 훨씬
더 편안하고 건강하게 앉을 수 있다. 특히 직장인이나 학생처럼 하루
종일 앉아 있어야 하는 사람들은, 앉기 전에 준비 운동을 조금만 해주
어도 바른 자세를 훨씬 오래 유지할 수 있다. 동영상을 보며 다음 내용
을 실천해보길 권한다.

① 허벅지 스트레칭

허벅지 뒤쪽이 가볍게 당기도록 늘려준다. 양쪽
다리를 번갈아 2~3회씩 반복하면 충분하다. 이
스트레칭은 허벅지 근육을 풀어주어, 앉을 때
골반이 자연스럽게 정렬되는 데 도움을 준다.

② 허리 뒤로 넘기기

의자에 손을 짚고 허리를 천천히 뒤로 젖히며 척추를 부드럽게
열어준다. 척추가 이완되면, 앉았을 때 한결 편안한 자세를 취할
수 있다.

③ 가벼운 스쿼트

무릎을 깊이 굽히지 않고 가볍게 3~5회 정도만 반복한다. 이 동
작만으로도 하체 근육이 풀리면서, 장시간 앉아 있어도 피로가
덜 쌓인다.

이 세 가지 준비 운동만으로도 골반은 훨씬 부드러워지고, 바르게
앉기 쉬운 몸 상태가 된다. 그리고 나서 다음과 같은 순서로 의자에 바

르게 앉는다.

① 먼저 몸 전체의 긴장을 천천히 풀고, 골반을 의자 등받이에 살짝 말아 기대어본다.
② 골반을 앞으로 살짝 굴려, 요추 전만을 만든다.
③ 그 상태에서 다시 한번 힘을 빼고, 편안하게 유지한다.

이처럼 간단한 준비 운동과 순서만 지켜도, 장시간 앉아 있어도 허리에 부담이 덜 가고 하루를 훨씬 편안하게 보낼 수 있다.

오래 앉아도
덜 아픈 사람들의 비밀

일상 속에서 오랜 시간 앉아 있어도 피로감을 줄일 수 있는 작은 꿀팁들을 상황별로 정리해보았다. 필요할 때 적절히 활용한다면 일상생활에 큰 도움이 될 것이다.

장시간 회의에서 허리 통증을 예방하는 법

임원진과 해외 바이어가 모여 회사의 성패를 좌우할 중요한 회의가 진행되는 순간. 몇 시간씩 이어지는 회의에서 허리가 불편해지기 시작한 김 과장은 어떻게 끝까지 집중력을 유지할 수 있을까?

앞서 언급했듯이, 중간중간 허리를 펴주는 동작은 무엇보다 중요

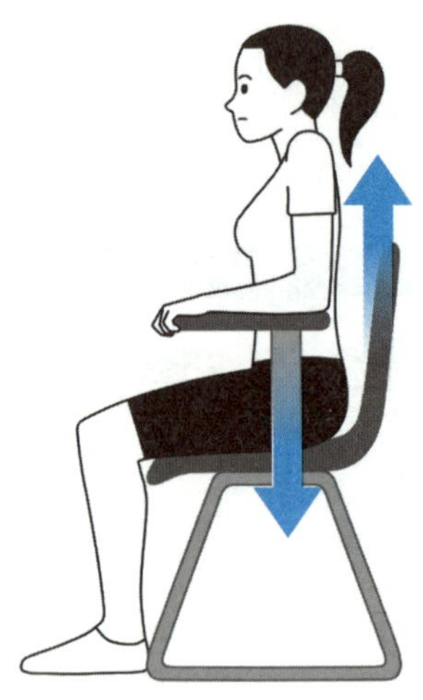

그림 5-1　이 자세에서 팔꿈치로 상체를 들 듯이 아래로 밀면 상체가 약간 들리면서 허리가 시원해짐을 느낄 것이다. 일종의 견인 치료 효과다.

하다. 그러나 중요한 회의 자리에서 혼자 일어나 스트레칭을 하기는 쉽지 않다. 이럴 때 활용할 수 있는 방법이 있다.

대부분의 회의실 의자에는 팔걸이가 있다. 팔걸이에 양쪽 팔꿈치를 자연스럽게 올린 뒤, 그 상태에서 팔꿈치를 아래로 천천히 밀어보자. 평행봉 운동을 해본 사람이라면 익숙한 느낌일 것이다. 이 동작을 하면 허리가 위로 당겨지며 시원하게 견인되는 느낌을 받을 수 있다 ([그림 5-1] 참고). 이 동작을 몇 차례 반복하는 것만으로도 허리가 한결 가벼워지고, 다시 몇 시간을 버틸 수 있는 여유가 생긴다.

만약 팔걸이가 없는 의자라면 다른 방법을 시도해볼 수 있다. 질문이 있는 것처럼 손을 들며, 그 순간 허리를 곧게 펴는 것이다. 이후 자연스럽게 일어나 질문을 하면, 허리는 펴지고 집중력도 함께 높아진다.

회의 시작 전에 이런 식의 '움직임의 룰'을 스스로 정해두는 것만으로도, 장시간 회의에서 허리 통증을 예방하는 데 큰 도움이 된다.

소개팅 자리에서 몸의 긴장을 풀려면

당신은 정말 마음에 드는 이성과 마주 앉아 이야기를 나누고 있다. 상대방이 한창 신나서 자신의 이야기를 이어가고 있는데, 갑자기 엉덩이에서 다리까지 저려오기 시작한다면 어떻게 해야 할까?

디스크는 아니라는 진단을 받았지만, 조금만 앉아 있어도 엉덩이가 뻐근하고 다리까지 저려온다면 '이상근 증후군'을 의심해볼 수 있다. 이상근은 엉덩이 깊숙한 곳에 위치한 근육 중 하나로, 이 근육이 뭉치면 그 사이를 지나가는 좌골 신경을 압박해 디스크 방사통과 비슷한 다리 저림 증상을 유발한다([그림 5-2] 참고).

이럴 때 가장 중요한 것은 엉덩이 근육을 빠르게 풀어주는 것이다. 방법은 의외로 간단하다. 주먹을 쥔 뒤, 아픈 쪽 엉덩이 아래에 살짝 넣고 앉아보자. 처음에는 통증이 느껴질 수 있지만, 잠시 지나면 점차 시원해지면서 다리 저림도 서서히 완화된다.

통증이 줄어들면 자연스럽게 몸의 긴장이 풀리고 표정도 밝아진다. 그 결과 상대방은 '이 사람이 내 이야기를 정말 편안하게, 따뜻하

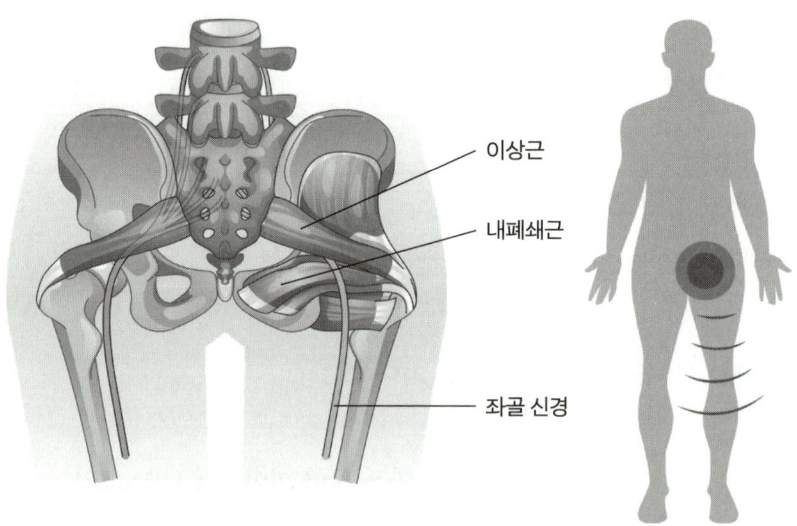

그림 5-2　앉아 있을 때 뭉쳐 있던 이상근이 자극되면, 엉덩이부터 허벅지 뒤로 다리가 저려서 오래 앉아 있을 수 없게 된다.

게 들어 준다'는 인상을 받게 된다. 통증 하나 잡았을 뿐인데 분위기까지 달라질 수 있다.

영화관에서 무릎이 뻐근하다면

영화관에서 한창 몰입해 반전 장면을 기다리고 있는데, 갑자기 무릎 뒤쪽 안쪽에 찌릿한 통증이 몰려와 더는 앉아 있기 힘들어진다면 어떨까?

이런 증상은 평소 의자에 앉을 때 양반다리나 다리를 접는 자세

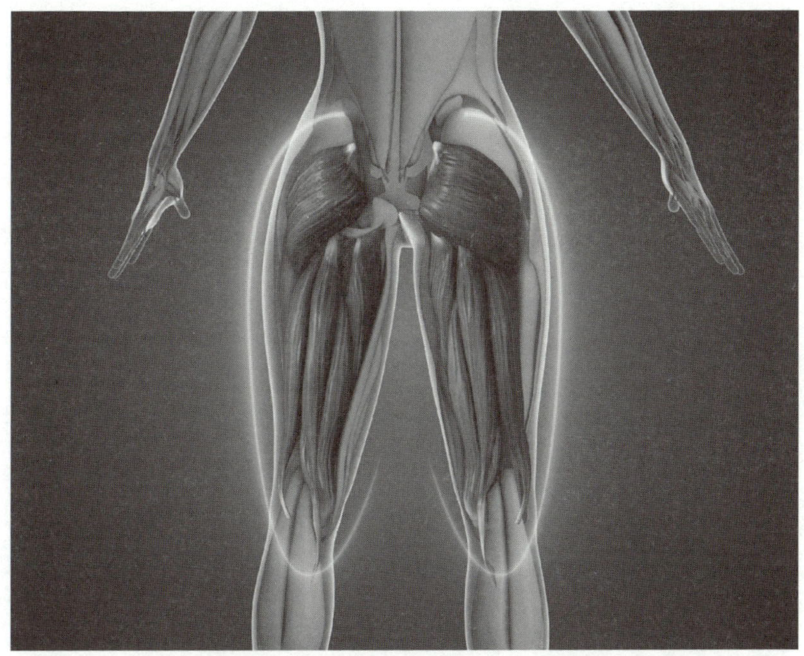

를 자주 하는 사람에게서 흔히 나타난다. 허벅지 뒤쪽에는 흔히 햄스트링 근육이라 불리는 근육군이 있는데, 이 근육이 짧아지거나 뭉쳐 있으면 앉았을 때 의자 모서리나 딱딱한 좌면에 눌려 자극을 받게 된다. 그 결과 무릎 뒤쪽, 특히 안쪽에 통증이 발생할 수 있다([그림 5-3] 참고).

이럴 때 해결 방법은 의외로 간단하다. 주먹을 가볍게 쥔 뒤, 통증이 느껴지는 허벅지 뒤쪽을 지그시 눌러 주변 근육을 풀어주자. 처음에는 다소 불편할 수 있지만, 천천히 압박을 유지하면 근육이 이완되면서 통증이 점차 줄어든다.

오래 앉아 있다가 일어날 때마다 무릎 뒤쪽이 뻐근한 사람이라면, 이 방법을 미리 활용해보는 것도 좋다. 영화가 끝날 때까지 자세를 바꾸지 못하더라도, 주먹 하나로 통증을 관리할 수 있다면 몰입은 끝까지 이어질 수 있다.

장시간 운전할 때

날씨 좋은 봄날, 여자 친구와 함께 벚꽃 구경을 하러 가평으로 드라이브를 떠났다. 그런데 모든 차가 한꺼번에 몰린 듯 도로는 꽉 막히고, 운전 시간이 길어지면서 평소 거북 목으로 불편했던 목 주변 통증이 점점 심해진다. 여자 친구는 신나게 사진을 찍고 있는데, 괜히 짜증을 낼 수도 없는 상황이다.

운전 중 목이 불편해지면 대부분은 한 손으로 목을 주무르며 버텨보려 한다. 하지만 이렇게 국소적으로만 풀어주면 잠깐 시원할 뿐 효과는 오래가지 않는다. 이럴 때는 목만이 아니라 몸 전체를 함께 움직이는 방법이 훨씬 효과적이다.

방법은 생각보다 간단하다. 차가 정체로 멈춰 있을 때, EXID의 '위아래'처럼 리듬이 분명한 음악을 틀어보자. 음악에 맞춰 골반을 앞뒤로 가볍게 움직이며 리듬을 타고, 이어서 양팔을 머리 위로 들어 올려 만세 자세를 취한다. 그 상태에서 좌우로 천천히 몸을 흔들어준 뒤 다시 운전대를 잡아보자. 목 뒤에 파스를 붙인 것처럼 시원한 느낌이 올라오는 것을 느낄 수 있다.

이 동작의 핵심은 단순히 목을 푸는 데 있지 않다. 목 통증의 근본 원인인 등과 허리의 근막 긴장을 함께 풀어주기 때문이다. 그래서 효과가 오래가고, 몸이 각성되면서 졸음 운전 예방에도 도움이 된다.

장시간 운전 중 목이 뻐근해질 때, 목을 주무르기보다 몸 전체를 리듬 있게 움직여보자. 운전의 피로도, 기분도 한결 가벼워질 것이다.

앉을 때 꼭 알아야 할 5가지 핵심 포인트

앞의 내용은 다 잊어도 좋다. 이 5가지만 알면 당신은 에너지 넘치는 삶을 살게 될 것이다.

- 정확한 요추 전만을 유지한다.
- 목, 등, 어깨, 허리에 힘을 뺀다.
- 무릎은 골반보다 낮아야 한다.
- 발바닥을 땅에 붙이고 앉아야 한다.
- 1시간에 한 번씩은 꼭 일어난다.

바르게 앉기 위해
꼭 풀어야 하는 핵심 근육

S엔터테인먼트 전 대표님을 치료하던 중이었다. 이런저런 이야기를 나누다 아내 A씨 이야기가 나왔다. A씨가 목이 불편해 베개만 수십 가지를 바꿔보았다는 것이다.

"몸이 건강해지면 가방을 베고 자도 편하게 주무실 수 있습니다."

이렇게 말씀드리자, 며칠 뒤 대표님은 A씨와 함께 병원을 찾았다.

A씨는 예전에는 운동도 많이 했지만, 어느 순간부터 목이 불편해지면서 계속 베개를 바꾸게 되었다고 했다.

목의 불편함은 단순히 목 자체의 문제인 경우보다, 허리나 골반의 자세와 밀접하게 연관되어 있는 경우가 훨씬 많다. 골반이나 허리가 틀어지면 그 위에 놓인 목의 정렬도 흐트러지고, 결국 통증으로 이어진다. 따라서 이러한 근본적인 자세 문제가 해결되지 않으면, 아무리 목을 치료해도 증상은 쉽게 호전되지 않는다.

A씨에게 평소 앉아 있을 때의 자세를 물어보았다. 겉보기에는 다른 사람들처럼 평범하게 앉아 있는 것처럼 보였지만, 자세를 자세히 살펴보니 어깨는 오른쪽으로 내려가 있었고 얼굴은 왼쪽으로 치우쳐 있었다.

"주무실 때는 어떤 자세로 주무시나요?"

"젊었을 때는 바로 누워 잤는데, 임신 이후부터는 옆으로 자는 게 편해서 지금까지 계속 그렇게 자고 있어요."

옆으로 누워 자는 자세는 어깨가 앞으로 말리기 쉽고, 골반의 높이 차이로 인해 허리가 옆으로 휘게 된다. 그래서 수면 자세 중에서는 바로 누워 자는 것이 가장 바람직하다.

"한번 바로 누워보시겠어요?"

"이제는 바로 누우면 허리가 떠서 불편해요. 그래서 어쩔 수 없이 옆으로 잘 수밖에 없어요."

이런 경우는 장요근이 짧아진 탓일 가능성이 크다. 다리를 곧게 펴고 누웠을 때 장요근이 단축되어 있으면 허리가 바닥에서 들리게 된다.

그 자리에서 장요근 이완을 시행한 뒤 다시 바로 누워보라고 했다.

"허리가 바닥에 붙었어요. 바로 누워 있는 게 훨씬 편안해졌어요."

이후 골반 자가 교정법과 어깨 스트레칭 방법, 베개를 올바르게 사용하는 방법까지 함께 안내했다. 몇 주 뒤 다시 방문했을 때 A씨는 어떤 베개를 사용해도 편안하게 잘 수 있게 되었다고 말했다. 앉아 있을 때의 자세 또한 이전보다 훨씬 대칭적으로 바뀌어 있었다.

아무리 바른 자세로 앉으려 해도, 이 사례처럼 특정 근육이 짧아지고 옆으로 누워 자는 습관이 반복되면 몸은 점점 틀어지고 바른 자세를 유지하기 어려워진다. 따라서 증상만 보지 말고, 근본적인 원인을 풀어주는 것이 무엇보다 중요하다.

다음 장에서 본격적으로 설명할 근육들은 바르게 앉기 위해 반드시 풀어주어야 하는 핵심 부위들이다. 아무리 바른 자세를 취하려 해도, 이 근육들이 긴장되고 짧아져 있으면 주변 관절까지 뻣뻣해져 오히려 불편한 자세로 있게 된다. 그 결과, 바른 자세를 유지하려 할수록 더 많은 힘이 들고 몸은 더욱 쉽게 피로해진다. 평소 이 근육들을 자주 이완시켜 두어야만 바른 자세의 효과를 제대로 누릴 수 있다.

무엇보다 이 근육들은 실제 임상에서 근골격계 환자들을 치료할 때 반드시 다루는 핵심 부위이기도 하다. 이 부위들만 잘 풀어주어도 많은 사람이 호소하는 목 통증, 등 통증, 요통, 골반 통증이 크게 줄어든다.

지난 15년간 도수치료사들을 교육하면서, 근육 이완 방법을 익힌 치료사들이 현장에서 놀라운 효과를 경험했고, 환자들로부터 '신의 손'이라는 별명을 얻은 경우도 적지 않았다. 심지어 일반 환자들조차 배운 동작을 따라 했을 뿐인데, 주변 사람들에게 '약손 같다'는 말을 들을 만큼 효과가 뚜렷했다.

저자에게 치료를 받은 환자들 중에는 운동을 좋아하거나, 주변에 불편을 겪는 사람이 있어 직접 도수치료를 배우고 싶다고 문의하는 경우도 많았다. 이러한 경험을 바탕으로 고민한 끝에, 이 책에서 따로 한 장을 할애해 내용을 정리하게 되었다. 바른 자세 교정에 있어 가장 중요한 장이라 해도 과언이 아니다.

실제로 이 근육들만을 집중적으로 교육하는 과정—주 1회, 2시간씩 8주간 진행되는 과정—의 교육비는 수십만 원에 이른다. 그런 점에서 이 책을 통해 같은 내용을 접하는 독자들은 상당한 치료 비용을 절약할 수 있다고 해도 무리가 없다.

근육 이완 방법을 제대로 익혀 본인과 주변 사람들에게 적용할 수 있다면, 우리 사회의 근골격계 환자 수는 분명 크게 줄어들 것이다. 직접 가르쳐주기 어렵다면, 이 책을 선물하는 것 또한 좋은 방법이 될 수 있다.

허리를 무너뜨리는 주범, 장요근

장요근은 요추의 앞부분에서 시작해 장골과 고관절 안쪽에 붙는 근육이다([그림 5-4] 참고). 근육의 이름은 보통 부착된 뼈의 명칭에서 따오는데, 장요근 역시 장골ilium과 요추lumbar vertebrac에 붙어 있어 그렇게 불린다.

이 근육은 요추 전만을 만들기 위해 자연스럽게 늘어나야 한다. 그러나 오랜 시간 앉아 지내는 사람들의 경우, 장요근이 짧아져 요추 전만이 제대로 형성되지 않는 경우가 많다. 그 결과 허리를 곧게 세우기보다 억지로 등을 펴는 방식으로 자세를 보상하게 된다.

장요근이 짧아진 사람들에게는 몇 가지 특징적인 증상이 나타난다.

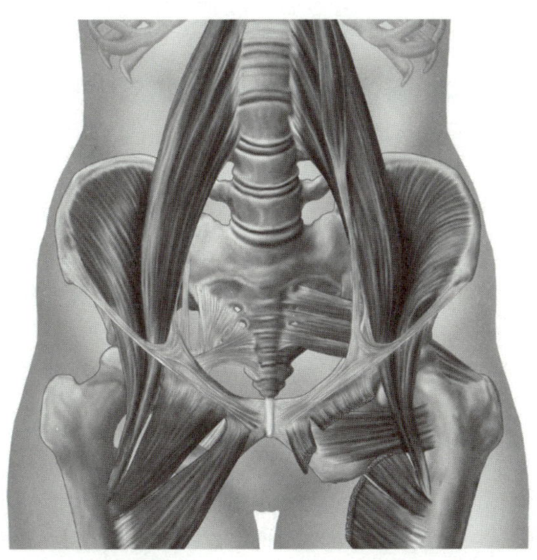

① 오래 앉아 있다가 일어설 때 허리를 곧바로 펴지 못하고, 서서히 펴야만 허리가 세워진다.

② 복근 운동을 한다며 누운 자세에서 두 다리를 들어 올리면 허리에 통증이 발생한다.

③ 바로 누우면 허리가 뜨는 느낌이 심해, 바닥에 눕는 것 자체가 불편하다.

이러한 증상들은 장요근 단축을 의심할 수 있는 대표적인 신호다. 주변에서도 이런 경우를 어렵지 않게 찾아볼 수 있다.

장요근은 단순히 바른 자세를 위해서만 중요한 근육이 아니다. 이 근육이 뭉치거나 짧아지면 다양한 근골격계 문제와 직접적으로 연결된다. 실제 임상에서도 디스크 환자, 척추 전방 전위증 환자, 지팡이를 짚고 다니는 노인 환자, 급성 요통 환자, 서혜부 통증 환자, 심지어 고환 통증을 호소하는 환자들까지 장요근을 이완시킨 뒤 증상이 호전되는 경우를 자주 경험한다.

즉 장요근은 허리뿐 아니라 골반과 하체, 더 나아가 전신의 균형과 통증 관리에 핵심적인 역할을 하는 근육이라 할 수 있다.

장요근을 풀어주는 방법은 크게 두 가지다. 하나는 직접 지압으로 이완하는 방법이고, 다른 하나는 스트레칭을 통해 근육을 늘려주는 방법이다.

먼저 지압법부터 살펴보자. 앉은 상태에서 팬티 라인 앞쪽을 따라 손가락을 옆으로 이동해보면, 툭 튀어나온 뼈가 만져질 것이다. 체격이 크거나 살집이 있는 사람이라도 이 뼈는 비교적 쉽게 만져지므로 걱정할 필요는 없다. 이 부위가 바로 장요근이 골반에 붙어 있는 돌출된 뼈다.

그 뼈의 안쪽을 엄지손가락으로 천천히 눌러보면, 생각보다 작은 압력에도 강한 통증이 느껴질 수 있다. 이때 중요한 점은 억지로 세게 누르지 않는 것이다. 통증을 견딜 만한 강도에서 압을 유지한 채 기다려보자. 시간이 지나면 처음의 날카로운 통증이 점점 풀리듯 사라진다. 마치 단단한 치즈를 손으로 눌렀을 때 처음에는 단단하다가 서서

히 녹아 손가락이 들어가는 것처럼 손가락이 안쪽으로 스며드는 순간
이 찾아온다. 바로 그때가 장요근이 이완되는 시점이다. 같은 방법으
로 양쪽 모두 시행하면 된다.

두 번째는 스트레칭이다. 사실 장요근을 제대로 스트레칭하려면
서서 하는 방법이 가장 효과적이다. 하지만 이 책의 콘셉트가 '의자'
를 활용하는 것이므로, 앉은 자세에서 할 수 있는 방법을 소개하고자
한다.

의자에 앉은 상태에서 한쪽 다리를 최대한 뒤로 뻗는다([그림 5-5]
참고). 그런 다음, 뒤로 뻗은 다리 쪽의 골반을 앞으로 밀어내면서 상체

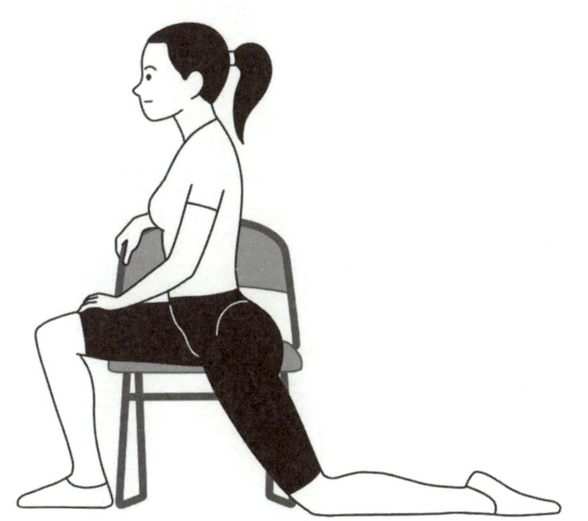

를 살짝 젖혀준다. 이때 허리에 불편감이 느껴진다면 통증이 시작되기 전까지만 시행하는 것이 안전하다. 이 동작을 좌우 번갈아 가며 반복하면 된다.

이 두 가지 방법을 함께 병행하면 장요근은 훨씬 빠르고 확실하게 이완된다. 지압으로 깊이 뭉친 긴장을 먼저 풀어준 뒤 스트레칭으로 길이를 회복해주는 것이 가장 이상적인 순서다. 중요한 것은 횟수나 강도가 아니라, 근육이 실제로 풀리는 감각을 느끼며 천천히 진행하는 것이다. 장요근이 이완되면 허리가 바닥에 닿는 느낌이 달라지고, 앉아 있을 때도 허리를 세우는 일이 훨씬 수월해진다. 이 작은 변화 하나만으로도 요통, 골반 통증, 다리 저림이 눈에 띄게 줄어드는 경우가 많다. 바른 자세는 힘으로 만드는 것이 아니라, 이렇게 굳은 근육을 풀어주는 데서 시작된다는 사실을 꼭 기억하자.

골반 균형의 열쇠, 대둔근

골반이 바른 각도를 유지하려면 대둔근을 반드시 풀어주어야 한다. 특히 잠잘 때 무릎 사이에 베개를 끼워야 편안하다고 말하는 사람이라면, 대둔근의 긴장을 한 번쯤 의심해볼 필요가 있다.

대둔근은 골반 뒤쪽에서 시작해 천골을 지나 대퇴골로 이어지는 큰 근육이다([그림 5-6] 참고). 해부학적 명칭을 모두 외울 필요는 없다. 중요한 점은 이 근육이 짧아지면 골반이 뒤로 말리면서, 허리를 곧게 펴고 앉아도 자연스럽게 일자 허리가 되어버린다는 사실이다. 우리가 흔히 말하는 '바른 자세'에 반드시 필요한 요추 전만이 사라지는 것이다. 그렇기 때문에 대둔근은 바른 자세를 위해 반드시 이완해야 하는 핵심 근육 중 하나다.

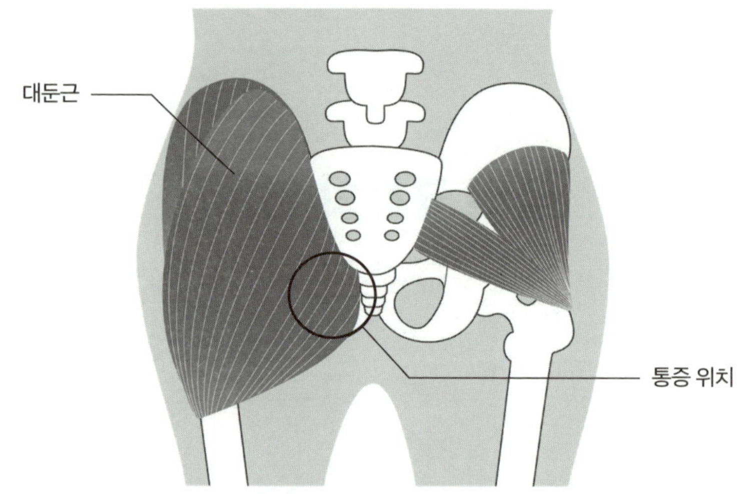

그림 5-6 근육이 붙어 있는 위치에 문제가 생기면 그 주변까지 통증이 발생한다.

대둔근이 굳어 있는 사람들에게는 몇 가지 공통적인 특징이 나타난다. 먼저 다리를 꼬고 앉는 자세가 불편하다. 이는 다리가 짧아서가 아니라 고관절이 뻣뻣해졌기 때문이다. 또 다른 특징은 꼬리뼈 주변의 통증이다. 앉아 있으면 꼬리뼈가 눌리는 듯 아파 도넛 방석을 사용하는 경우도 있는데, 통증이 쉽게 사라지지 않으면 혹시 골절이 아닐까 걱정하는 사람도 많다.

그러나 실제로는 대둔근이 붙어 있는 부위가 꼬리뼈 주변까지 포함되어 있어, 근육이 뭉쳐 있으면 꼬리뼈 자체가 아픈 것처럼 느껴질 수 있다. 즉 뼈의 문제가 아니라 근육의 긴장이 통증의 원인인 경우가 적지 않다.

그렇다면 이렇게 굳어 있는 대둔근은 어떻게 풀어주어야 할까? 방법은 크게 두 가지다.

주먹 지압법

대둔근은 이름 그대로 엉덩이 근육 중 가장 크다. 크기가 큰 만큼 긴장이 한곳에만 생기기보다 여기저기 흩어져 나타나는 경우가 많다. 이럴 때 가장 간단하게 활용할 수 있는 방법이 주먹 지압이다.

주먹을 가볍게 쥐고 엉덩이 밑에 깔고 앉아보자. 주먹의 위치를 조금씩 옮기다 보면, 다른 곳보다 유독 예리하게 아픈 지점이 느껴질 것이다. 그 부위가 바로 대둔근의 긴장이 가장 심한 지점이다.

주먹을 그 자리에 둔 채 체중으로 지그시 눌러주면, 처음에는 통증이 있지만 시간이 지나면서 점차 완화되고 근육이 풀리는 느낌이 든다. 억지로 참을 정도의 통증보다는, '견딜 만한 불편함' 수준을 유지하는 것이 중요하다.

스트레칭

대둔근 스트레칭은 어디선가 한 번쯤은 본 적이 있을 것이다. 그러나 정확한 방법을 지키지 않으면, 오히려 허리나 골반 주변 인대에 부담을 주어 만성 요통을 악화시킬 수 있다. 특히 골반 양옆, 보조개처럼 움푹 들어간 부위가 자주 아픈 사람이라면 더욱 주의가 필요하다. 허리를 과도하게 숙이는 동작은 대둔근이 아니라 허리 디스크에 부담을 줄 수 있기 때문이다.

정확한 방법은 다음과 같다. 먼저 한쪽 다리를 반대쪽 무릎 위에 올린다([그림 5-7] 참고). 허벅지가 굵어도 대부분 무리 없이 할 수 있는 자세다. 그다음이 가장 중요하다. 허리를 숙이지 말고, 요추 전만을 유지한 상태에서 골반만 앞으로 천천히 기울인다. 이 원칙을 지킬 때 대둔근이 제대로 늘어나고, 허리에는 부담이 가지 않는다.

스트레칭은 양쪽을 번갈아 가며 자주 해주는 것이 좋다. 하루 중 잠깐의 시간만 투자해 이 두 가지 방법을 실천해도, 대둔근의 긴장이 풀리면서 골반과 허리가 한결 편안해지는 것을 분명히 느낄 수 있을 것이다.

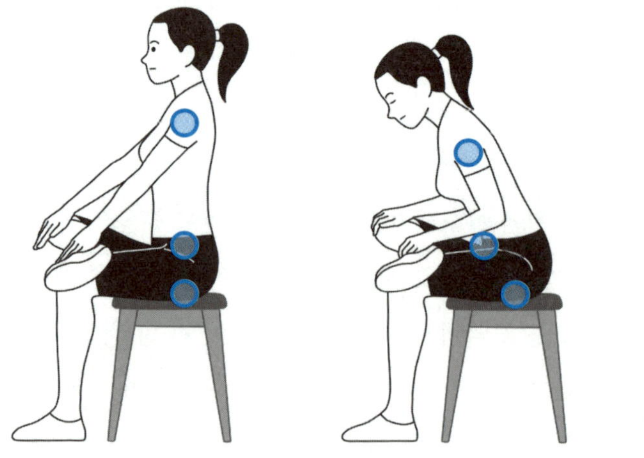

그림 5-7　허리를 숙이는 게 아니라, 요추 전만을 유지하고 골반을 숙이는 방식이다.

엉덩이와 허벅지가 아프다면
햄스트링을 의심하라

앉아 있을 때 엉덩이 밑이나 허벅지 뒤쪽이 계속 불편해 자세를 자주 바꾸게 된다면, 가장 먼저 의심해야 할 근육이 햄스트링이다. 햄스트링hamstring은 허벅지 뒤쪽에 위치한 세 개의 큰 근육을 통틀어 부르는 이름이다([그림 5-8] 참고). 이 근육이 뭉치거나 짧아지면, 앉아 있는 동안 지속적인 통증과 불편감을 유발해 바른 자세를 유지하기 어렵다.

햄스트링이 짧아진 사람들에게는 공통적인 특징이 있다. 양반다리로 앉는 것을 선호하거나 다리를 앞으로 쭉 뻗고 앉아 있는 경우가 많다. 이런 자세는 순간적으로는 시원하게 느껴질 수 있다. 그러나 골반의 전방 경사가 방해받으면서, 결과적으로 허리가 구부정해지는 원

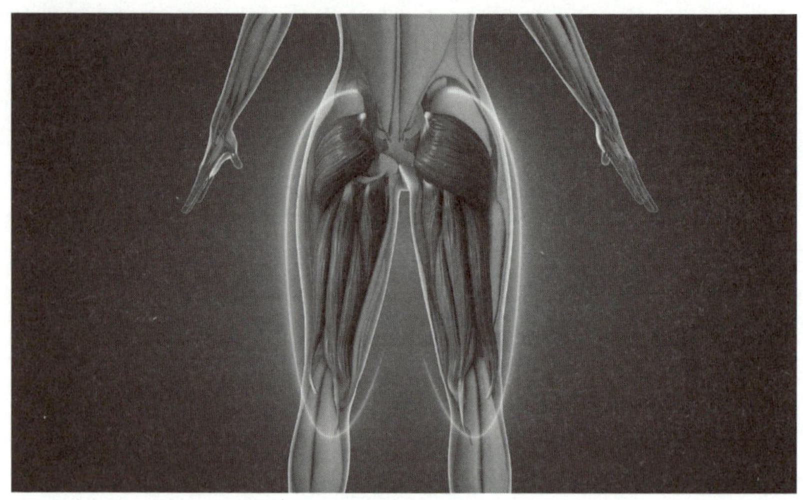

인이 된다.

햄스트링은 단순히 불편함만 주는 근육이 아니다. 허리 질환과 직결된 중요한 지표이기도 하다. 실제로 디스크 검사를 할 때는 다리를 들어 올려 30~75도 각도에서 허리, 엉덩이, 허벅지로 통증이나 저림이 나타나는지를 확인한다([그림 5-9] 참고). 여기서 중요한 점은, 다리가 잘 올라가지 않는 원인이 반드시 디스크 때문은 아니라는 것이다. 대부분의 경우 이미 햄스트링이 짧아져 있어 다리를 들어 올리기가 어려운 경우가 많다. 즉 햄스트링이 짧아진 상태가 디스크로 이어질 가능성을 높이는 것이다.

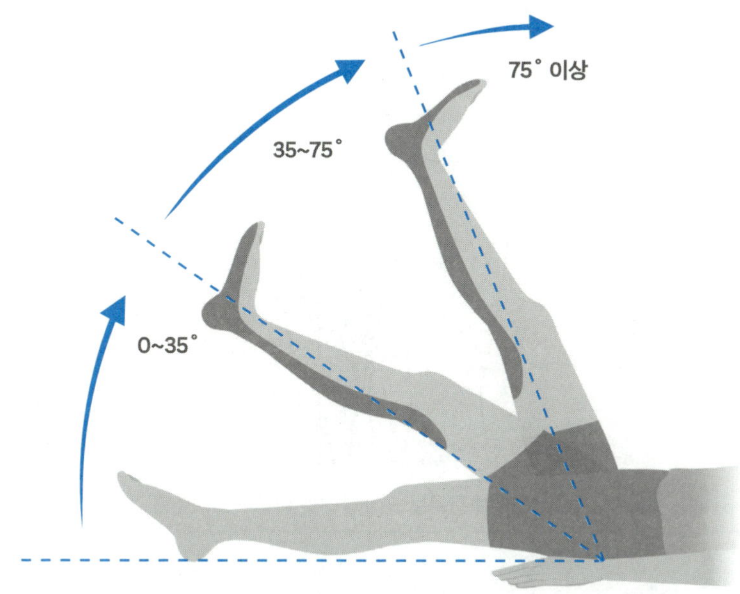

그림 5-9 이 검사는 디스크 유무를 검사하는 방법으로SLR TEST: Straight Leg Raise TEST, 다리를 들었을 때 30~75도 사이에서 허리부터 다리까지 통증과 저림이 있으면 디스크로 진단한다. 요즘 사람들에게 이 검사를 해보면 대부분이 60도도 못 미쳐 저리고 당긴다고 한다. 앞으로 디스크 환자가 될 가능성이 크다는 뜻이다.

원래 허리를 숙일 때는 골반과 허리가 함께 움직여야 한다. 하지만 햄스트링이 짧으면 골반이 제대로 움직이지 못하고, 대신 허리만 과도하게 숙이게 된다. 그 결과 허리 디스크에 부담이 집중되고 통증이 악화된다. 그래서 실제 임상에서도 디스크 환자의 치료 과정에는 반드시 햄스트링 이완이 포함된다.

햄스트링을 풀어주는 방법은 생각보다 간단하다.

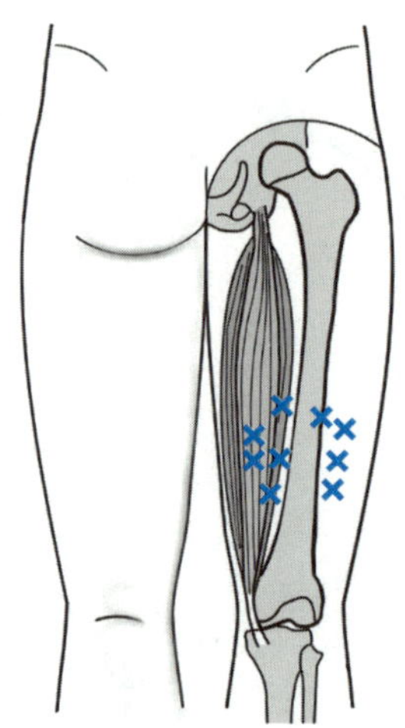

주먹 지압법

햄스트링 중에서도 가장 잘 뭉치는 부위는 [그림 5-10]에 표시된 지점이다. 이 부위에 주먹을 대고 그대로 깔고 앉아보자. 처음에는 압박감과 통증이 느껴질 수 있지만, 시간이 지나면서 근육이 이완되고 점차 편안해지는 것을 느낄 수 있다.

스트레칭

가장 중요한 원칙은 허리를 구부리지 않고 요추 전만을 유지한 상태에서 다리를 곧게 펴는 것이다([그림 5-11] 참고). 오른쪽과 왼쪽 다리를 번갈아 가며 반복하면 햄스트링이 자연스럽게 늘어나고, 동시에

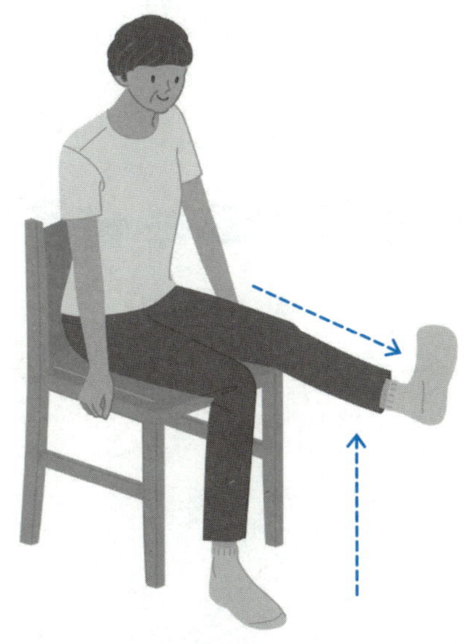

그림 5-11　양쪽으로 다리를 같이 펴면 요추 전만이 무너지기 쉬우므로 한 발씩 번갈아 하는 것을 권장한다. 처음에는 허벅지가 많이 당기지만 점점 당기지 않고 시원해질 것이다.

골반의 전방 경사도 함께 회복된다.

단, 다리를 펴면서 허리까지 함께 숙이면 디스크나 요통이 악화될 수 있으므로, 반드시 허리는 곧게 세운 상태를 유지해야 한다.

굽은 등을 만드는 숨은 원인, 대흉근

대흉근은 어깨를 앞으로 말리게 만드는 대표적인 근육이지만 자세에만 영향을 미치는 것은 아니다. 이 근육이 짧아지면 갈비뼈의 움직임이 제한되어 호흡이 얕아지고, 조금만 움직여도 쉽게 숨이 차는 증상이 나타난다.

과거 아이돌 그룹 T의 Y씨가 연습생 시절 내원했을 때의 일이다. 그는 목과 허리의 불편함을 호소했는데, 몸 전체 근육이 과도하게 긴장되어 있어 춤을 추는 것조차 힘들어 보였다. 가수가 되기 위해 오랜 시간 치열하게 연습해왔다는 것이 몸 상태만 봐도 느껴졌다.

"허리나 목 말고, 다른 불편한 점은 없나요?"

잠시 망설이던 그는 이렇게 말했다.

"노래할 때 호흡이 얕고, 숨이 금방 차서 힘들어요."

이는 대흉근이 짧아진 사람들에게서 매우 흔하게 나타나는 증상이다. 대흉근이 갈비뼈를 잡아당기면 흉곽이 충분히 확장되지 못하고, 그 결과 깊은 호흡이 어려워진다. 목과 허리 치료를 마친 뒤 대흉근을 집중적으로 이완시켜 주었다.

다음 날, 그는 환한 얼굴로 커피를 사 들고 다시 찾아왔다.

"선생님, 어제 치료받고 나서 숨이 트이는 느낌이었어요. 노래하기도 훨씬 편했고요."

대흉근 하나만 제대로 풀어주어도 호흡이 깊어지고, 가슴이 열리

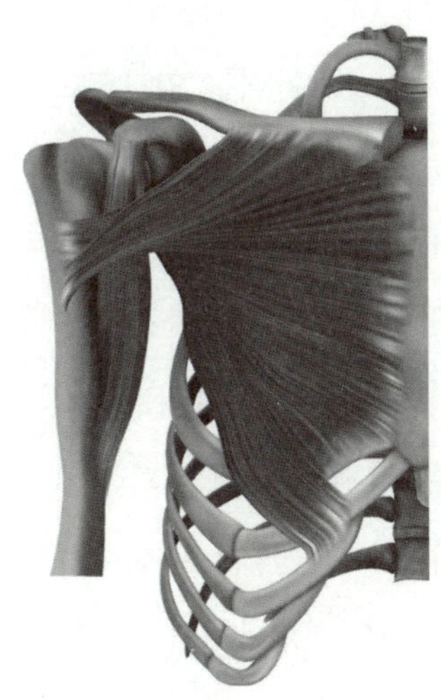

그림 5-12　대흉근은 가슴의 앞쪽, 위쪽을 광범위하게 덮고 있는 큰 부채꼴 모양의 근육으로, 위팔 어깨 관절에서 팔을 움직이고 어깨 갈비 관절에서 어깨뼈를 움직인다.

면서 굽은 등도 자연스럽게 펴진다. 단순한 '자세 교정'을 넘어, 몸 전체의 활력을 되찾게 하는 핵심 근육이라 할 수 있다.

대흉근은 가슴과 팔을 연결하는 근육이다([그림 5-12] 참고). 이 근육이 짧아지고 뭉치면 어깨가 앞으로 말리는 이른바 '라운드 숄더'가 되기 쉽다. 그뿐만 아니라, 대흉근에 문제가 있는 사람들은 공통적으로 호흡이 얕아진다. 이와 함께 자주 나타나는 증상으로는 담 증상, 심근경색 이후 남는 흉부 통증(숨을 들이쉴 때 바늘로 찌르는 듯한 느낌), 유두 과민증, 림프 순환 장애로 인한 유방 부종 등이 있다.

많은 사람이 라운드 숄더를 교정하기 위해 앉아 있을 때 어깨를 억지로 펴려 한다. 그러나 이는 오히려 등을 과도하게 젖히게 만들고, 그 결과 거북 목이나 일자 목으로 이어질 가능성이 높다. '바른 자세'를 만든다는 명목으로 몸에 더 큰 부담을 주는 셈이다.

사실 해부학적으로 보면, 어깨는 약 15도 정도 앞으로 말려 있는 상태가 정상이다. 등 역시 완전히 곧은 상태가 아니라 약간의 굴곡을 가진 것이 자연스럽다. 그런데도 '어깨는 무조건 펴야 한다'는 잘못된 상식 때문에 많은 사람이 하루 종일 불필요한 긴장을 유지한 채 앉아 있게 된다. 그 결과 등에 담이 자주 걸리고 만성 피로로 이어진다.

따라서 중요한 것은 억지로 어깨를 펴는 것이 아니라, 대흉근을 제대로 이완시키는 것이다. 이 근육만 잘 풀어주어도, 힘을 주지 않아도 어깨는 정상 범위까지 자연스럽게 돌아온다. 라운드 숄더가 심한 경우라 해도, 대흉근을 꾸준히 풀고 스트레칭하면 어느 정도는 충분히 회복될 수 있다.

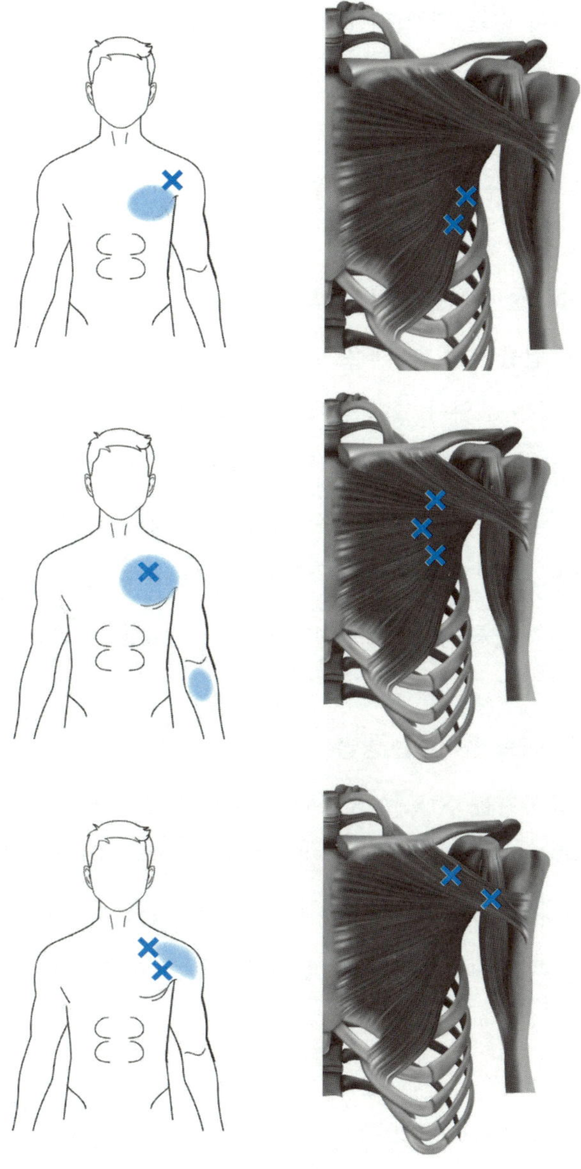

그림 5-13   너무 세게 누르면 통증이 더 심해질 수 있으니 지그시 눌러준다.

이제 앉아 있을 때 어깨를 펴기 위해 애쓰지 말자. 대신 수시로 대흉근을 풀고, 간단한 스트레칭을 생활화해보자. 그러면 호흡은 깊어지고, 어깨와 등은 훨씬 편안해질 것이다.

그렇다면 대흉근은 어떻게 풀어야 할까?

직접 눌러 풀어주는 방법(지압법)

가슴 주변을 엄지손가락으로 천천히 눌러보자. 생각보다 강한 통증이 느껴지는 부위가 있어 깜짝 놀랄 것이다. 이때 너무 세게 누르면 오히려 근육이 더 긴장하므로 주의해야 한다. 견딜 수 있는 강도로 가볍게, 지그시 압을 유지하면 처음의 통증이 서서히 줄어드는 것을 느낄 수 있다. 통증이 사라지고 손가락이 조금 더 깊이 들어가는 느낌이 들면, 그 부위 근육이 풀리고 있다는 신호다([그림 5-13] 참고).

스트레칭으로 풀어주는 방법

양쪽 팔꿈치를 90도로 구부린 상태에서 팔의 높낮이를 조절하며 뒤로 천천히 늘려준다. 단순히 팔을 뒤로 젖히는 것이 아니라, 가슴 근육이 시원하게 늘어나는 느낌을 받는 것이 중요하다([그림 5-14] 참고). 동작은 단순하지만 대흉근을 효과적으로 스트레칭할 수 있는 방법이다.

대흉근은 우리가 생각하는 것보다 훨씬 깊게 호흡, 어깨, 척추 건강과 연결된 근육이다. 단순히 자세를 바꾸고 싶은 사람이 아니라, 숨

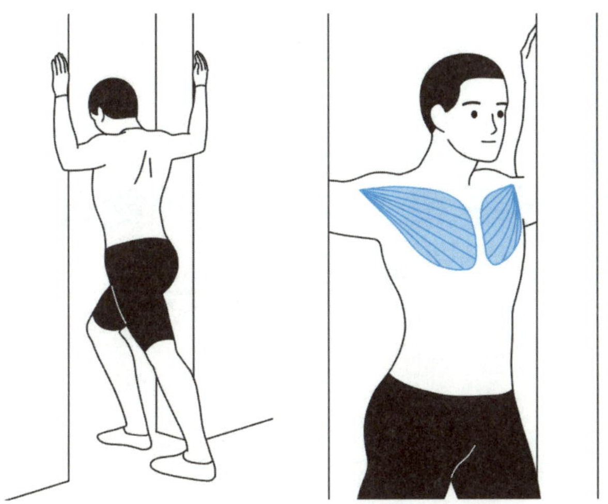

그림 5-14 대흉근을 스트레칭으로 풀어줄 때는 방문 사이에 팔을 대고 해도 좋고, 벽을 짚고 해도 좋다.

쉬는 것부터 몸을 가볍게 만들고 싶은 사람이라면 반드시 신경 써서 풀어주어야 할 근육이다.

거북 목 · 일자 목의 핵심, 흉쇄유돌근

앞으로 나온 거북 목이나 일자 목을 교정하려면 반드시 풀어야 하는 근육이 있다. 바로 흉쇄유돌근이다. 흉골과 쇄골에서 시작해 귀 뒤쪽의 유양돌기까지 이어지는 근육으로, 목 앞쪽에서 비교적 쉽게 만져볼 수 있다([그림 5-15] 참고).

흉쇄유돌근은 거북 목이나 일자 목이 있는 사람이라면 거의 예외 없이 짧아져 있다. 따라서 상체의 균형을 바로잡기 위해서는 반드시 이 근육을 이완시켜야 한다. 특히 이 근육은 안면 비대칭과도 깊은 연관이 있다. 한쪽 흉쇄유돌근이 짧아지면 얼굴이 기울어지고, 시간이 지나면서 턱관절까지 틀어져 안면 비대칭이 심해질 수 있다. 어린아이들에게 나타나는 사경斜頸 역시 같은 원리다.

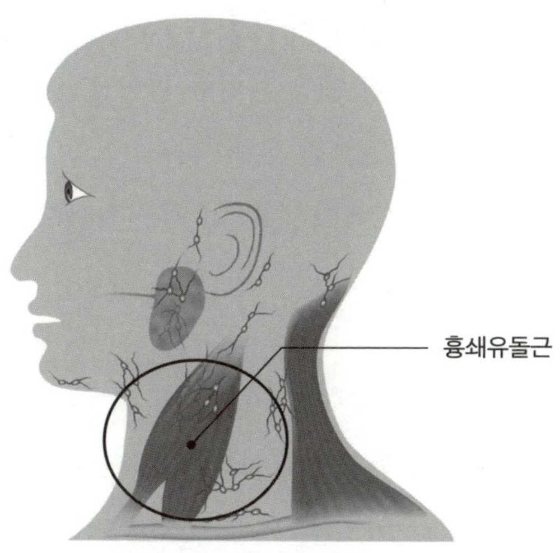

그림 5-15 흉쇄유돌근은 경동맥이 지나가는 바로 앞쪽에 위치해 있는데, 이 부위가 압박되면 두통, 어지럼증이 생긴다.

또한 흉쇄유돌근은 단순한 근골격계 문제를 넘어 부교감 신경과도 밀접한 관계를 맺고 있다. 이 근육이 승모근과 함께 지속적으로 긴장하면 자율 신경계의 균형이 깨지고, 몸은 늘 긴장된 상태에 놓이게 된다. 그 결과 만성 스트레스, 불안, 만성 피로를 호소하는 경우도 적지 않다.

흉쇄유돌근에 문제가 생기면 생각지도 못한 증상들이 동반되기도 한다. 멈추지 않는 잔기침, 머리카락만 스쳐도 아픈 목 주변 통증, 귀에서 삐 소리가 들리는 이명, 어지럼증을 동반하는 이석증 등이 대표적이다. 이는 흉쇄유돌근의 긴장으로 신경과 혈류 흐름이 방해되면서 나타나는 증상들이다.

결국 흉쇄유돌근은 단순히 목을 바르게 세우기 위한 근육이 아니다. 얼굴의 대칭, 신경계 안정, 다양한 만성 증상 개선을 위해서라도 반드시 풀어주어야 하는 핵심 근육이다.

그렇다면 이 근육은 어떻게 풀어주어야 할까?

지압법

가장 간단한 방법은 손으로 직접 풀어주는 것이다. 엄지와 검지손가락을 이용해 목 앞쪽 양옆에 위치한 흉쇄유돌근을 살짝 집어 올리듯 잡아준다([그림 5-16] 참고). 이때 가장 중요한 점은 절대 강하게 꼬집지 않는 것이다. 근육은 강한 압박을 받으면 오히려 방어적으로 더

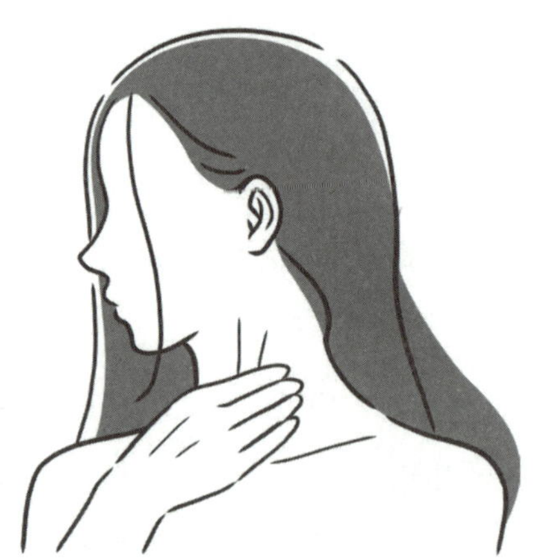

그림 5-16 먼저 고개를 한쪽으로 돌린 후 살짝 들어 흉쇄유돌근을 찾는다. 그다음 엄지와 검지를 이용해 위에서 아래로 천천히 압박하며 마사지한다. 마사지 전후에 온찜질을 통해 근육의 긴장을 풀어주는 것도 좋다.

긴장한다. 따라서 가볍고 편안하게 느껴질 정도의 압력만 유지해야 한다. 그대로 잡고 있으면 뻣뻣하고 단단하던 느낌이 서서히 풀리면서 통증이 완화되는 것을 느낄 수 있다.

스트레칭

지압과 함께 스트레칭을 병행하면 효과는 훨씬 커진다. 고개를 천천히 뒤로 젖힌 상태에서 엄지손가락으로 턱을 살짝 밀어준다. 그러면 목이 조금 더 뒤로 넘어가면서 흉쇄유돌근이 길게 늘어나는 느낌을 받을 수 있다([그림 5-17] 참고). 이때도 통증이 심해지기 전, 편안하게 느껴지는 범위까지만 진행해야 한다. 무리하게 젖히면 목 관절이나 디스크에 부담이 될 수 있으니 주의가 필요하다.

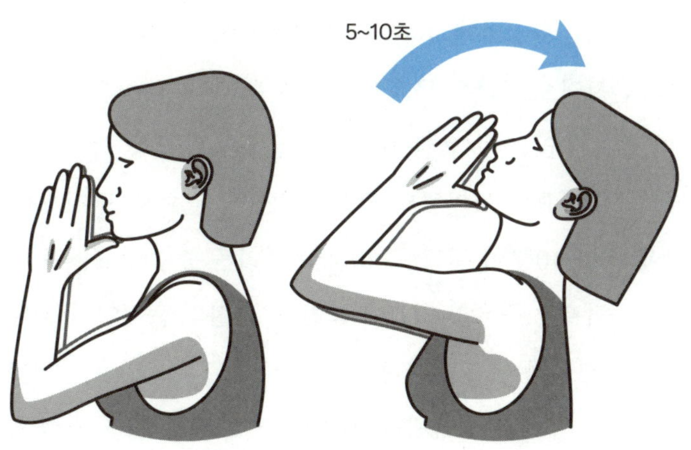

그림 5-17　앞이 당길 때까지 목을 뒤로 밀어준다.

지금까지 다섯 가지 중요한 근육과 각각의 이완 방법을 살펴보았다. 이 내용은 치료사, 트레이너, 필라테스 강사 등 근골격계와 관련된 전문가라면 반드시 이해하고 활용해야 할 기본이다. 실제로 임상이나 현장에서 통증을 다루다 보면, 화려한 테크닉보다 이러한 기본 근육을 얼마나 정확히 다루느냐가 결과를 좌우하는 경우가 훨씬 많다. 이 근육들을 제대로 다룰 수 있다면, 누구나 할 수 있는 단순한 PT나 강습을 넘어 더욱 깊이 있는 지도와 차별화된 치료를 제공할 수 있다. 환자나 회원이 '왜 이 동작을 해야 하는지', '왜 이 근육을 먼저 풀어야 하는지'를 체감하게 만드는 힘도 바로 여기에서 나온다.

치료 현장에서 자주 마주하는 상황 중 하나는 증상이 쉽게 호전되지 않는 경우다. 통증의 원인이 명확해 보이는데도, 치료를 반복할수록 변화가 더뎌 치료자와 환자 모두 지치게 된다. 이럴 때 치료자들은 새로운 테크닉이나 자극적인 방법을 찾게 되지만, 정작 기본이 되는 근육을 충분히, 확실하게 이완시키지 못해 효과를 보지 못하는 경우가 많다. 만성적으로 굳은 근육은 하루 이틀, 혹은 1~2분의 자극으로는 절대 풀리지 않는다. 오랜 시간 잘못된 자세와 습관 속에서 단축되고 뭉친 근육일수록, 그만큼의 시간과 집중이 필요하다. 정확한 통증 포인트를 찾아 10분이 걸리든, 20분이 걸리든 충분히 풀어주어야 한다. 그래야 비로소 근육의 긴장이 풀리고, 관절의 움직임이 살아나며, 통증의 악순환이 끊어지기 시작한다.

지난 20년간 수많은 연예인, 기업 대표, 그리고 오랜 만성 통증으로 고생하다 쉽게 호전되지 않아 내원한 환자들을 치료할 수 있었던 비결도 특별한 것이 아니다. 남들이 모르는 비밀 기술이 있어서도, 한 번에 낫게 만드는 마법 같은 방법이 있어서도 아니다. 다른 치료사들도 다루는 바로 그 근육을, 대충이 아니라 풀릴 때까지 끝까지 풀어낸 것뿐이다. 단순하지만 가장 지키기 어려운 이 원칙이, 결국 치료 결과의 차이를 만든다.

인디언들의 기우제는 100퍼센트 성공한다고 한다. 그 이유는 단순하다. 비가 올 때까지 기우제를 지내기 때문이다. 건강도 마찬가지다. 한두 번 해보고 효과가 없다고 포기하지 말고, 이 책에서 소개한 방법들을 꾸준히, 풀릴 때까지, 변화가 올 때까지 반복해보라. 몸은 거짓말을 하지 않는다. 시간이 걸릴 뿐, 올바른 자극과 습관이 쌓이면 반드시 반응한다.

나는 확신한다. 여러분도 반드시 건강을 되찾을 수 있을 것이다. 변화는 크지 않아 보여도, 그 출발은 늘 작고 기본적인 것에서 시작된다. 이 책의 내용을 믿고 실천한다면, 지금보다 훨씬 편안한 몸으로 일상과 삶을 다시 누리게 될 것이다.

자세를 바로잡았다면, 이제는 몸을 지탱할 힘을 길러야
한다. 이 장에서는 직장인, 학생, 작업자, 고령자 등 각 대
상에 맞는 안전한 근력 운동을 소개한다. 하루 5~10분,
의자만 있어도 충분히 실천할 수 있는 동작들로 구성했
다. 근력이 회복되면 통증이 줄고, 일상에서의 피로도 눈
에 띄게 달라진다. 의자는 더 이상 몸을 망치는 도구가 아
니라, 건강을 회복하는 가장 현실적인 운동 기구가 된다.

의자에서 시작하는 건강한 운동 습관

하루 5분 근력 운동이
당신의 미래를 바꾼다

몇 년 전, 엔터테인먼트 대표님의 소개로 드라마 작가 L씨가 내원했다. 작가라는 직업의 특성상 하루 종일 앉아 글을 써야 했기에, L씨의 근육 상태는 실제 나이보다 훨씬 노화가 진행된 상태였다. 허리, 어깨, 목, 손목까지 아프지 않은 곳이 없었다. 겉으로 보기에도 근력이 부족해 보여 간단한 테스트를 진행했다.

"바로 누운 상태에서 엉덩이를 들어 올려 보시겠어요?"

그러나 몇 센티미터 올리기도 힘들어하다가 곧바로 엉덩이가 내려앉았다. 이번에는 일어서서 벽에 기대어 스쿼트를 시켜보았다. 역시 3~4개를 채 끝내기도 전에 중심을 잃고 거의 넘어질 뻔했다.

"하체 근력이 이렇게 약하면 허리를 제대로 지탱할 수 없습니다.

그 결과 상체까지 연쇄적으로 영향을 받게 되는 겁니다."

그 뒤로 L씨는 일주일에 두 번씩, 6개월 이상 꾸준히 운동과 치료를 병행했다. 다시 치료실에서 상태를 점검해보니, 그는 벽에 기대지 않고도 풀 스쿼트를 해냈다. 런지도 가능해졌고, 누운 상태에서 엉덩이를 드는 동작도 가뿐히 수행했다. 무엇보다 전신 근력이 좋아지면서 그동안 L씨를 괴롭히던 통증들이 자연스럽게 사라졌다.

이후에도 한 달에 한 번씩 근육 상태를 점검했는데, 방문할 때마다 체력이 눈에 띄게 향상되었다. 마침내 스쿼트 100개까지도 무리 없이 해내는 변화를 보여주었다.

이처럼 근력이 부족하면 일상생활의 사소한 일조차 버거워진다. 예전에는 아무렇지 않게 해내던 동작들이 어느 순간부터 부담으로 느껴지고, 조금만 움직여도 쉽게 피로해진다. 실제로 50대 이상 여성 환자들은 하나같이 이렇게 말한다.

"예전에는 힘든 줄 모르고 다 했는데, 요즘은 조금만 움직여도 숨이 차고 금방 지쳐요."

이는 단순히 나이가 들어서가 아니다. 과거와 현재의 근육량 차이가 현저하기 때문이다. 그럼에도 많은 사람이 여전히 체중계 숫자만 보고 안심한다.

'몸무게가 예전이랑 비슷하니까 괜찮겠지'라는 생각이다.

하지만 근육이 빠지고 지방이 늘어나도 몸무게는 얼마든지 같을 수 있다. 샤워 후 거울 속 몸을 보면 체중은 그대로인데도 살이 늘어지고, 뱃살이 불어나 있는 모습을 쉽게 확인할 수 있다. 결국 우리 몸의 진짜 건강을 결정하는 것은 체중계의 숫자가 아니라 근육량이다.

지금까지는 특정 근육을 풀어주고 스트레칭하는 방법을 중심으로 살펴보았다. 하지만 앞에서도 이야기했듯 팬데믹 이후 우리의 생활 패턴은 크게 바뀌었고, 그 결과 전반적인 근력 저하가 더 큰 문제로 자리 잡았다.

다행히 근력을 회복하는 것은 거창한 운동이 아니어도 가능하다. 매일 5~10분 의자에서 실천하는 작은 습관만으로도 충분하다. 그것만으로도 앞에서 언급한 다양한 근골격계 질환이 생길 확률을 크게 낮출 수 있다.

이 장에서 소개하는 운동들은 누구나 따라 할 수 있고, 특별한 위험이 없는 동작들로만 구성했다. 남녀노소 모두 안전하게 실천할 수 있으니, 꾸준히만 한다면 누구든 건강한 몸을 회복할 수 있을 것이다.

요즘처럼 저출산으로 사회 전체가 걱정되는 시대에는, 살아 있는 사람이라도 오래 건강하게 살아야 하지 않겠는가. 그 해답은 결국 근육 관리에 있다. 이번 장에서는 직업별로 필요한 운동을 정리했으니, 자신의 생활 패턴에 맞는 동작부터 하나씩 실천해보길 권한다.

직장인을 위한
의자 근력 운동

오래 앉아 일하는 사람들에게서 가장 먼저 눈에 띄는 변화는 복부 비만이다. 문제는 이 뱃살이 단순히 보기 흉한 데서 끝나지 않는다는 점이다. 특히 내장 지방이 늘어나면 인슐린 작용을 방해하고 염증 물질이 증가하면서 당뇨병, 관상 동맥 질환, 이상 지질 혈증(콜레스테롤 이상)으로 이어질 가능성이 커진다.

또한 복부 비만은 수면 무호흡증의 중요한 원인이 되며, 더 나아가 대장암, 유방암, 전립선암의 위험을 높이는 요인으로도 알려져 있다. 즉 뱃살은 단순한 체형 문제가 아니라 건강 전반을 위협하는 신호인 셈이다.

하지만 젊은 사람들에게는 이런 의학적 위험보다 훨씬 현실적으로 와닿는 문제가 하나 더 있다. 바로 미혼 남녀에게 소개팅이 잘 들어오지 않는다는 것이다. 예로부터 "최고의 성형은 다이어트"라는 말이 있듯, 체중이 줄면 얼굴선이 살아나고 전체적인 인상도 훨씬 젊고 매력적으로 바뀐다.

그러니 거울 앞에서 한숨만 쉬고 있을 필요는 없다. '나도 예전의 미남·미녀 시절로 돌아가보자'는 마음으로, 지금 바로 첫걸음을 떼면 된다. 그 출발점은 거창한 운동이 아니라 가벼운 근력 운동이다.

복부 비만 해소를 위한 의자 운동

평소 뱃살 관리를 이렇게 해보자.

① 의자에 앉아 허리를 꼿꼿이 세우고, 요추 전만(허리의 자연스러운 곡선)을 유지한다. 이때 허리를 억지로 펴기보다는 골반을 세운 상태에서 편안하게 앉는 것이 중요하다.

② 양쪽 무릎과 발을 가지런히 붙이고, 몸의 중심이 흔들리지 않도록 단단히 잡는다.

③ 복부에 힘을 준 상태에서 무릎을 천천히 들어 올린다. 무릎을 들어 올린 뒤 3초간 유지한 후, 복부의 긴장을 풀지 않은 채 서서히 다리를 내린다([그림 6-1] 참고).

④ 1세트에 5회씩 실시하고, 총 3~5세트를 목표로 한다. 동작이 익숙해지면 횟수를 점차 늘려도 좋다.

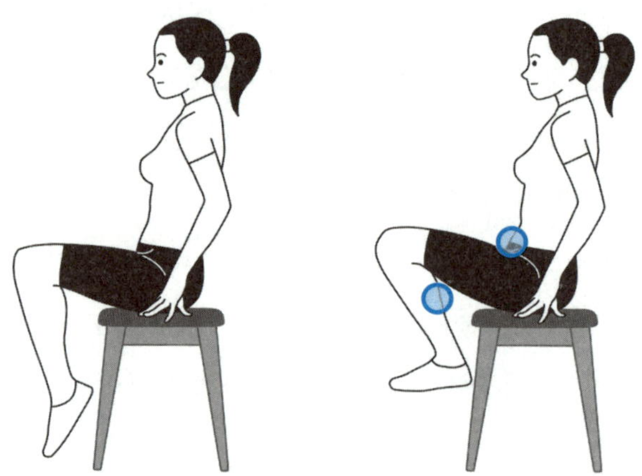

그림 6-1   다리를 들어 올릴 때 몸이 뒤쪽으로 확 밀리지 않도록 각도를 유지하는 것이 중요하다.

이 운동은 복부 근육을 직접적으로 자극해 뱃살 관리에 효과적이며, 동시에 허리 코어 근육을 강화해 척추 안정성과 허리 건강을 함께 향상시킨다. 특히 오래 앉아 생활하는 직장인들에게 가장 안전하면서도 실용적인 기본 운동이라 할 수 있다.

옆구리 군살을 정리하는 의자 운동

의자에 앉아 옆구리 군살을 없애보자.

① 의자에 앉아 허리를 꼿꼿이 세우고, 요추 전만을 유지한다. 어

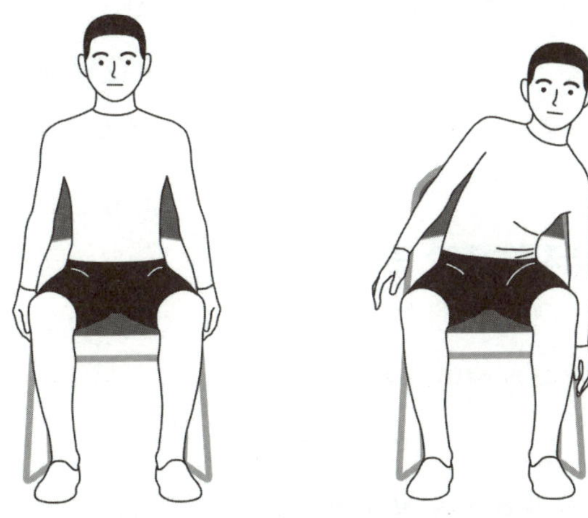

그림 6-2   허리를 앞뒤로 꼬지 말고 자연스럽게 아래로 내려갔다 올라오도록 한다.

깨에 힘을 주지 말고, 골반 위에 상체가 곧게 얹혀 있다는 느낌을 만든다.

② 옆에 떨어진 볼펜을 집으려는 듯한 이미지로 몸통을 천천히 옆으로 구부린다. 이때 상체가 앞으로 숙여지거나, 몸통이 비틀어지지 않도록 주의한다. 움직임은 '옆'으로만 이루어져야 한다.

③ 옆으로 숙인 자세를 3초간 유지한 뒤, 옆구리 근육의 힘을 사용해 천천히 처음 자세로 돌아온다. 반대쪽도 같은 방법으로 반복한다([그림 6-2] 참고).

④ 각각 5회씩을 1세트로 하여, 총 3세트를 실시한다. 동작이 익숙해지면 유지 시간을 4~5초로 늘려도 좋다.

이 운동은 복부 옆 근육인 외복사근과 내복사근을 효과적으로 자극해 옆구리 군살 정리에 도움을 준다. 또한 장시간 앉아 있을 때 허리가 한쪽으로 무너지는 습관을 예방하는 데도 효과적이다.

종아리가 얇아지는 의자 운동

종아리 운동, 그렇게 어렵지 않다.

① 의자에 앉아 허리를 곧게 세우고 요추 전만을 유지한다. 상체에 힘을 주지 말고, 골반 위에 몸을 편안하게 세운다.
② 양발을 바닥에 단단히 고정한 상태에서, 천천히 발뒤꿈치를 들어 올려 까치발 자세를 만든다. 종아리 근육이 수축되며 당기는 감각을 느끼면서 3초간 유지한다.
③ 발뒤꿈치를 서서히 내려 바닥에 닿게 하며, 처음 자세로 돌아온다([그림 6-3] 참고).
④ 이 동작을 5회씩 1세트로 하여, 총 3세트를 실시한다. 동작에 익숙해지면 유지 시간을 조금 늘려도 좋다.

이 간단한 운동은 종아리 근육인 비복근과 가자미근을 고르게 자극해 종아리 라인을 탄탄하고 매끈하게 만들어준다. 또한 하체의 혈액 순환을 촉진해 다리 부종을 예방하는 데 도움이 되므로, 오래 앉아 있는 직장인이나 학생들에게 특히 추천할 만한 동작이다.

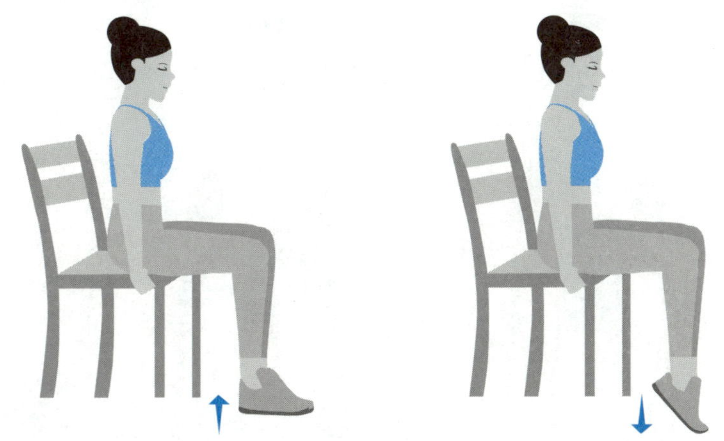

그림 6-3   종아리는 흔히 쥐가 많이 발생하는 부위이므로 운동 전, 이 부위의 준비 운동을 하는 것이 좋다.

안쪽 허벅지 라인을 살려주는 운동

허벅지 안쪽은 단순히 다리 라인을 잡아주는 역할만 하는 부위가 아니다. 이 부위에는 대동맥과 대정맥 같은 굵은 혈관이 지나가기 때문에, 안쪽 허벅지를 이완해주면 혈액 순환 개선에 큰 도움이 된다. 오래 앉아 있는 사람들이 다리가 쉽게 붓거나 저리는 이유 역시 이 부위 근육이 약해지거나 과도하게 긴장되어 있기 때문이다.

① 의자에 앉아 허리를 곧게 세우고, 요추 전만을 유지한다. 몸에 힘을 과하게 주지 말고, 골반 위에 상체를 안정적으로 세운다.

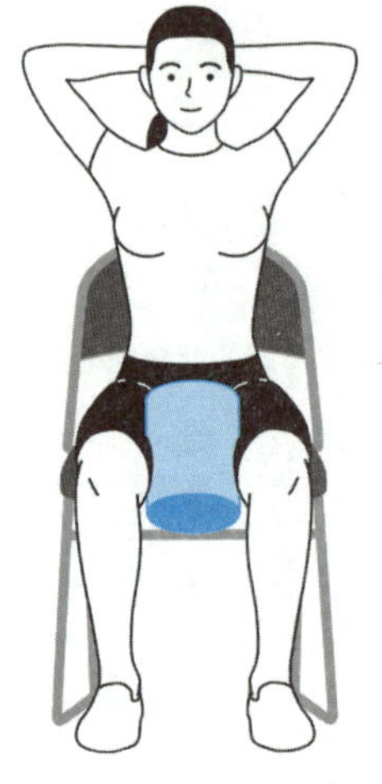 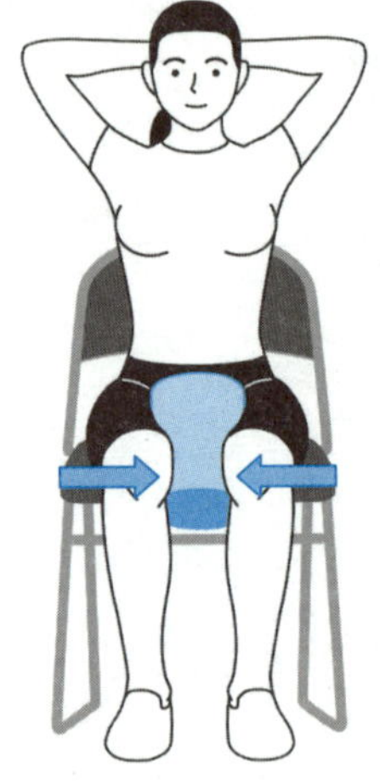 

그림 6-4　　무릎과 발바닥의 각도가 90도가 되도록 유지한다.

② 양다리를 자연스럽게 벌렸다가, 최대한 힘을 주어 천천히 오므린다. 이때 허벅지 안쪽이 조여지는 감각을 느끼며 3초간 유지한다.

③ 힘을 조절하며 천천히 다리를 다시 벌려 처음 자세로 돌아온다([그림 6-4] 참고).

④ 이 동작을 10회씩 1세트로 하여, 총 3세트를 진행한다. 양 무릎 사이에 쿠션이나 작은 볼을 끼우고 실시하면 자극이 더욱 분명해져 운동 효과가 배가된다.

이 운동은 허벅지 안쪽 근육인 내전근군을 강화해 혈액 순환을 개

180

선하고, 하체 부종을 줄이는 데 효과적이다. 또한 골반과 허리의 안정성을 높여주므로, 특히 하체 힘이 약해지기 쉬운 50대 이상 여성에게 강력히 추천한다.

성장과 집중력을 위한
학생 근력 운동

하루 평균 11시간 이상을 앉아 생활하는 학생들은 자세가 무너질 수밖에 없다. 이런 나쁜 자세는 단순히 어깨나 허리에 부담을 주는 데서 그치지 않고, 결국 성장 자체에도 부정적인 영향을 미친다.

키가 크기 위해 무엇보다 중요한 것은 체중 부하 운동이다. 뼈는 적당한 압력이 가해질 때 성장판이 자극되고, 그 자극이 반복되면서 뼈의 길이가 늘어나 키가 커질 수 있다. 다시 말해, 성장기에는 체중 부하 운동이 선택이 아니라 필수 조건인 셈이다.

또 하나 중요한 요소는 허벅지 근육의 발달이다. 허벅지는 우리 몸에서 가장 큰 근육이 모여 있는 부위다. 이 근육이 약하면 몸은 쉽게 피로해지고, 반대로 허벅지가 튼튼하면 전신 체력이 향상되어 오래 집중할 수 있는 힘이 생긴다. 결국 체력의 차이는 공부 효율의 차이로 이어진다.

이 장에서는 학생들의 자세 교정과 성장에 직접적인 도움을 주는 근력 운동들을 소개한다. 이 운동들은 학생뿐 아니라 성인에게도 충분히 효과적이다. 실제로 등이 바르게 펴지기만 해도 키가 2~3cm는 더 커 보이는 효과가 있으며, 나이 든 어르신 역시 등이 펴지면 훨씬 젊어 보이는 변화를 경험하게 된다.

따라서 이 장에서 소개하는 운동은 학생들만을 위한 것이 아니다. '단 1cm라도 더 커 보이고 싶은' 성인이라면 누구든 꾸준히 따라 해볼 가치가 있다. 숨겨져 있던 키를 되찾는 동시에, 평생 써먹을 수 있는 자세와 체력까지 함께 얻을 수 있을 것이다.

오랜 시간 집중하려면 하체 근육은 필수

공부에 집중하기 위해서는 하체 근육이 반드시 필요하다. 허벅지 근육이 발달해야 전신 체력이 좋아지고, 그래야 오랜 시간 책상 앞에 앉아 있어도 덜 피곤하다. 하체가 안정되면 자세가 무너지지 않고, 집중력 또한 자연스럽게 유지된다.

의자를 이용한 하체 근력 운동을 소개한다.

① 의자에 앉아 허리를 꼿꼿이 세우고, 요추 전만(허리의 자연스러운 곡선)을 유지한다.

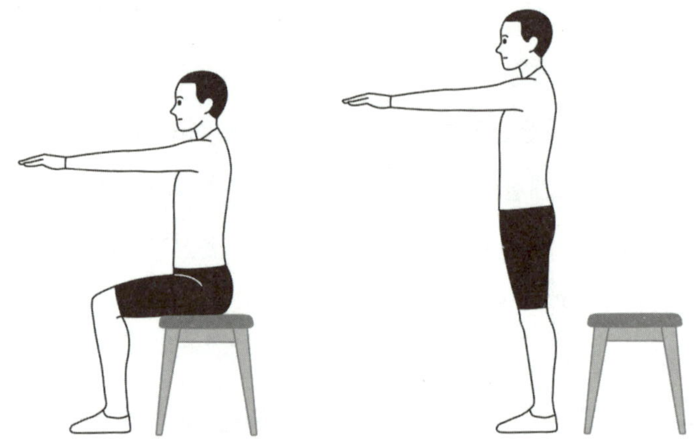

그림 6-5 의자를 활용한 스쿼트 운동이라고 할 수 있다. 운동 전후로 스트레칭을 충분히 하는 것도 잊지 말자.

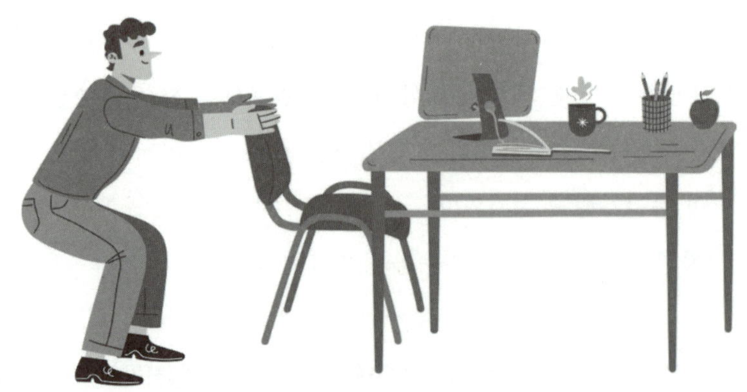

그림 6-6 상체의 힘을 의지해서 움직이기 때문에 무릎에 부담을 덜 주게 된다.

② 팔을 앞으로 뻗은 상태에서 중심을 잡으며 천천히 일어난다.

③ 다시 의자에 앉되, 약 5초에 걸쳐 천천히 내려앉는다([그림 6-5] 참고). 이때 털썩 앉지 않도록 주의한다. 동작 조절이 어려운 학생이라면, [그림 6-6]처럼 의자 뒤에 서서 의자를 잡고 연습하는 방법을 추천한다.

④ 5회씩 5세트 반복한다.

모든 동작에서 가장 중요한 핵심은 요추 전만 자세를 끝까지 유지하는 것이다. 이 원칙만 지켜도 허벅지 근력 강화와 함께 자세 안정 효과를 동시에 얻을 수 있다.

굽은 등 펴기 운동

장시간 앉아 있으면 등이 굽고 어깨가 말리면서 자세가 쉽게 흐트러진다. 특히 성장기 학생들은 이러한 자세가 오래 지속될 경우 척추의 성장에 방해가 될 수 있고, 성인의 경우 실제 나이보다 더 늙어 보인다. 굽은 등이 고착되면 호흡이 얕아지고, 목과 어깨 통증이 만성화되는 경우도 적지 않다.

굽은 등 펴기 운동([그림 6-7] 참고)은 이러한 문제를 예방하고, 이미 굽어 있는 등을 부드럽게 펴주는 데 큰 도움이 되는 동작이다. 특히 흉추의 움직임을 회복시켜 상체 전체의 정렬을 바로잡는 데 효과적이다.

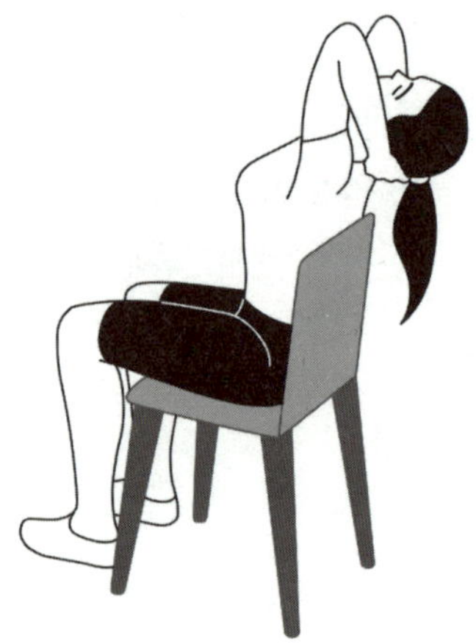

그림 6-7 두 손을 깍지 끼는 이유는 머리의 무게를 목이 혼자 버텨낼 경우 목에 무리가 될 수 있기에 손으로 감싸 보호해주는 것이다.

① 의자에 앉되, 허리가 등받이에 닿지 않도록 약간 앞으로 앉는다.

② 양손을 머리 뒤로 깍지 낀다. 이 상태에서 등을 천천히 뒤로 젖히며 등받이에 등을 대고, 가슴을 활짝 연다. 이때 반동을 주지 말고, 숨을 내쉬며 부드럽게 움직인다.

③ 천천히 원래 자세로 돌아온다.

④ 5회씩 3세트 반복한다.

이 운동에서 중요한 것은 허리가 아니라 등이 젖혀진다는 느낌이다. 허리를 과하게 꺾으면 요통이 생길 수 있으므로, 견갑골 사이가 열리면서 가슴이 앞쪽으로 확장되는 감각에 집중해야 한다. 또한 목만 뒤로 꺾이지 않도록 주의하고, 시선은 자연스럽게 천장을 향하되 긴장이 느껴지면 즉시 범위를 줄인다. 하루 중 틈틈이 이 동작을 반복하면 굽은 등이 서서히 펴지고, 앉아 있는 자세 자체가 한결 편안해지는 변화를 느낄 수 있을 것이다.

측만증이 있는 학생들을 위한 슈로스 운동

요즘 학생들을 보면 한쪽으로 기울어 앉거나 다리를 꼬는 습관 때문에 허리와 등이 틀어지는 경우가 많다. 이러한 습관은 성장판에도 영향을 미칠 수 있고, 성인이 된 이후에는 허리 통증이나 체형 불균형으로 이어질 가능성이 크다.

원래는 슈로스 바(측만증 교정 도구, [그림 6-8] 참고)를 이용하면 교정 효과가 더욱 높지만, 별도의 도구가 없어도 의자만으로 충분히 슈로스 운동을 실천할 수 있다.

① 의자에 앉아 요추 전만 자세를 유지한다.
② 왼쪽 팔만 위로 들어 올려 만세 동작을 취한다.
③ 엉덩이는 의자에 단단히 고정한 상태에서, 몸통만 왼쪽으로 천천히 이동한다([그림 6-9] 참고). 이 자세를 5초간 유지한 뒤 천천히 원래 위치로 돌아온다.
④ 반대쪽도 같은 방법으로 반복한다.

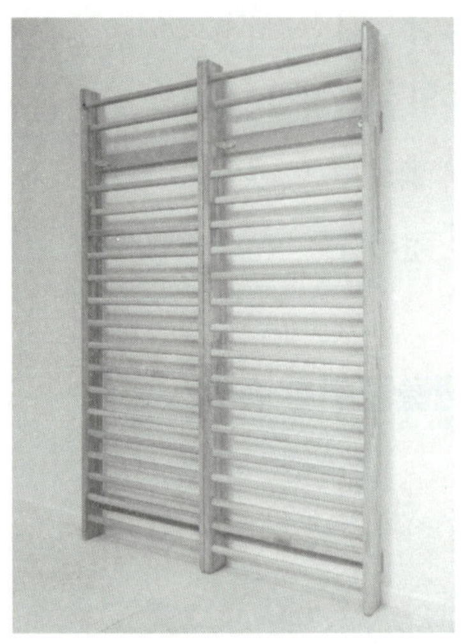

그림 6-8 　주로 벽이나 천장에 고정해 사용하며, 체중 부하·견인·정렬 교정에 초점을 둔 운동에 활용할 수 있다. 반드시 전문가의 도움을 받아 운동해야 한다.

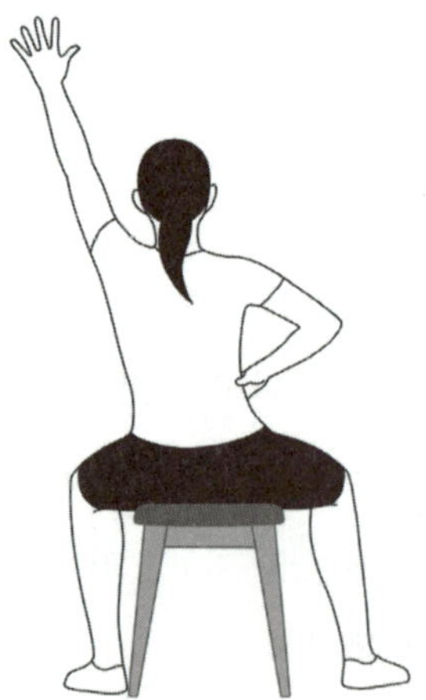

그림 6-9 　잘 되지 않는 방향을 많이 할수록, 5초보다 오래 유지할수록 효과가 좋다. 단, 통증이 생기지 않는 범위 내에서만 실행한다.

양쪽을 모두 해보면, 유독 잘 움직이지 않는 방향이 느껴질 것이다. 이때 덜 되는 방향은 5회×3세트, 비교적 잘 되는 방향은 3회×3세트로 조절해 실시한다. 이렇게 불균형한 방향을 더 집중적으로 교정해주는 것이 슈로스 운동의 핵심이다.

허리와 골반을 지키는
작업자 근력 운동

작업자들에게 가장 중요한 것은 코어 운동과 하체 운동이다. 이 두 가지 중 하나라도 약해지면 몸의 중심이 무너지면서 자세가 틀어지고, 결국 골반 통증이나 허리 디스크로 이어지기 쉽다. 실제로 현장에서 일하시는 분들을 보면 허리가 비뚤어진 경우가 적지 않다. 이렇게 틀어진 자세로 장시간 생활하다 보면 디스크가 한쪽으로 밀려 추간판 탈출증이 발생하기 쉽다.

또한 고령화 사회로 접어들면서 최근에는 척추관 협착증 증상으로 병원을 찾는 분들도 점점 늘고 있다. 척추관 협착증이란 [그림 6-10]처럼 척추관이나 추간공 사이로 지나가는 신경 통로가 좁아져 신경이 압박되면서 발생하는 질환이다. 대표적인 증상은 간헐적 파행

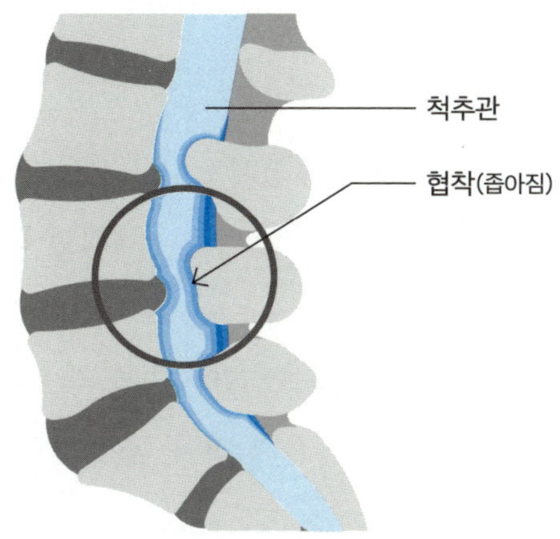

그림 6-10　위와 같이 신경이 지나가는 통로가 좁아지면서 신경을 압박하게 되어 간헐적 파행이 나타난다.

으로, 걸을 때는 다리가 저리고 아프다가도 잠시 쉬면 통증이 사라지는 특징을 보인다.

여기서 중요한 점은 협착증이 있다고 해서 반드시 수술이 필요한 것은 아니라는 것이다. 근육 재활을 통해 충분히 호전되는 경우도 많다. 실제로 근육을 강화하고 재활을 꾸준히 진행한 환자들 가운데는, 과거에는 몇 분도 걷기 힘들었던 상태에서 통증 없이 오래 걷는 것이 가능해진 사례도 적지 않다.

결론은 명확하다. 자신의 근육량을 넘는 노동을 지속하면 근골격계 문제는 생길 수밖에 없다. 따라서 작업자라면 반드시 코어와 하체 운동을 통해 몸을 지탱하는 힘을 길러야 한다. 그래야 일상과 직장에서의 부담을 줄일 수 있고, 노년에도 건강하게 활동할 수 있다.

복부 운동

복부 운동 하나만 꾸준히 실천해도 식스팩을 만드는 데 충분한 자극을 줄 수 있다. 과도한 피트니스 기구나 복잡한 동작이 필요하지 않다.

① 의자에 앉아 요추 전만(허리의 자연스러운 곡선)을 유지한다.

② 양손으로 골반을 단단히 잡아 몸의 중심이 흔들리지 않도록 한다.

③ 상체를 접듯이 말아 올렸다가, 다시 천천히 펴는 동작을 반복한다. 이때 '허리를 숙인다'기보다 복부를 오므렸다가 풀어준다는 느낌으로 움직이는 것이 중요하다([그림 6-11] 참고).

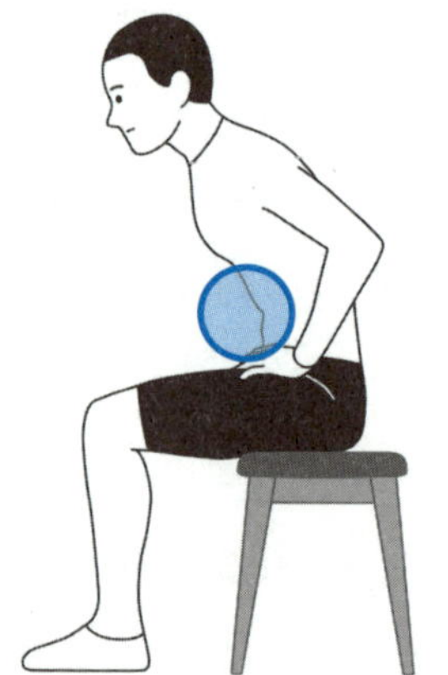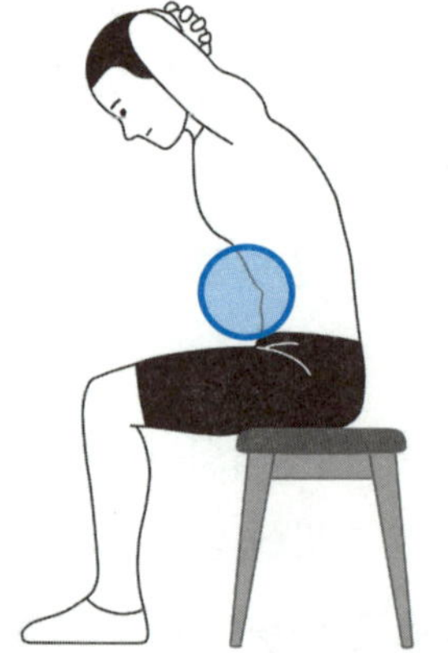

그림 6-11   요추 전만 자세를 한 골반이 움직이지 않도록 하는 것이 중요하다.

④ 동작이 익숙해지면 양손을 머리 뒤로 깍지 끼고 같은 동작을 반
  복한다. 이 경우 복부에 전달되는 자극이 훨씬 강해진다.

이 운동은 복직근을 효과적으로 단련해 복부 탄력을 높여주며, 동
시에 코어 안정성을 향상시켜 허리 부담을 줄이는 데도 도움이 된다.
의자만 있으면 언제 어디서든 할 수 있어 작업자나 직장인에게 특히
적합한 운동이다.

대둔근 강화 운동

이 운동은 고관절의 안정성을 높이는 동시에, 오랜 시간 앉아 있으면
서 짧아진 장요근을 자연스럽게 스트레칭해주는 일석이조의 효과가
있다. 꾸준히 실천하면 골반의 전방 경사가 회복되면서 허리가 펴지
는 변화를 느낄 수 있다.

① 의자 뒤에 서서 안정적으로 선다.
② 등받이를 가볍게 잡고 한쪽 다리를 뒤로 천천히 뻗는다. 이때
  다리만 움직이고 허리가 뒤로 꺾이지 않도록 주의한다([그림
  6-12] 참고).
③ 엉덩이에 힘이 들어가는 것을 느끼며 3초간 유지한 뒤, 천천히
  제자리로 돌아온다.
④ 반대쪽 다리도 같은 방법으로 반복한다.

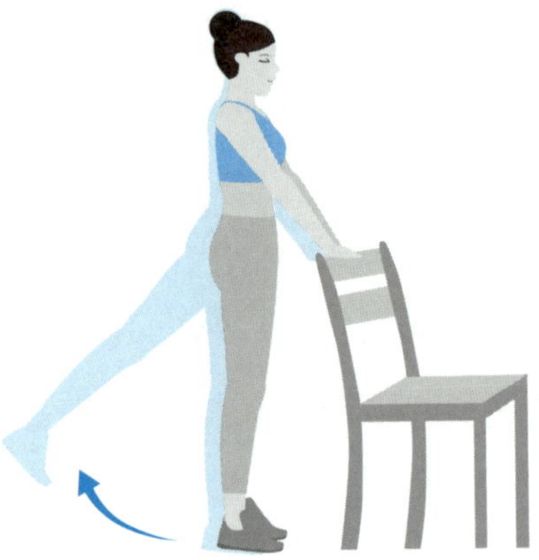

지금까지 소개한 동작은 초심자도 안전하게 따라 할 수 있는 기본 운동이다. 평소에 어느 정도 운동을 해왔거나, 이 동작이 어렵지 않게 느껴진다면 이제부터 소개할 다음 단계의 운동에 도전해보길 바란다. 이 수준의 운동이 가능해지면 장시간 앉아 있어도 하체와 허리에 쌓이던 피로감이 눈에 띄게 줄어들 것이다.

허벅지 강화 운동

이 운동은 허벅지 근력과 균형 감각을 동시에 강화해주는 동작으로, 하체 지지력이 부족한 작업자들에게 특히 효과적이다. 다만 무릎에 부담이 생길 수 있으므로 자신의 상태에 맞게 강도를 조절하는 것이

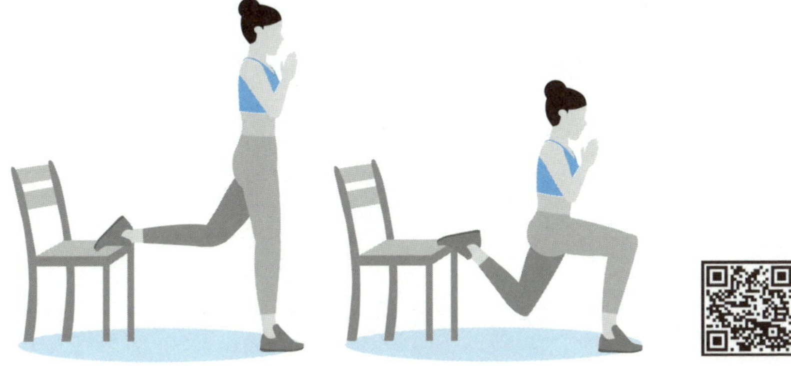

그림 6-13　체중이 의자에 올려놓은 뒷다리에 과도하게 실리거나 자연스럽게 앉지 못한다면 발의 위치 세팅이 잘못된 경우다.

중요하다.

① 의자를 등진 채 한 걸음 정도 앞에 선다.

② 한쪽 발을 의자 위에 올려두고 런지 자세를 만든다.

③ 외발 런지를 하듯 천천히 몸을 내려갔다가 다시 올라온다. 이때 무릎이 안쪽으로 흔들리지 않도록 하고, 상체가 앞으로 쏠리지 않게 주의한다([그림 6-13] 참고).

④ 동작 중 무릎이 시큰거리거나 균형 잡기가 어렵다면, ②번 자세까지만 유지해도 충분한 운동 효과를 얻을 수 있다.

이 운동은 허벅지 근육뿐 아니라 엉덩이와 코어 근육까지 함께 사용하게 만들어, 장시간 서 있거나 반복적인 작업을 해야 하는 사람들에게 특히 도움이 된다. 처음에는 횟수보다 자세의 안정성에 집중하고, 익숙해진 뒤에 천천히 반복 횟수를 늘리는 것이 바람직하다.

낙상을 막기 위한
고령자 근력 운동

최근 병원을 찾는 고령 환자들 가운데 근감소증으로 내원하시는 분들이 눈에 띄게 늘고 있다. 이분들의 증상은 협착증, 디스크, 척추 전방 전위증과 매우 비슷하지만, MRI나 엑스레이 검사 결과와는 일치하지 않는 경우가 많다. 더 심각한 문제는 수술이나 시술을 받았음에도 증상이 호전되지 않거나, 오히려 이전보다 악화되어 다시 내원하는 사례가 적지 않다는 점이다.

수년간 통증에 시달리다 큰 결심을 하고 수술까지 받았는데도 결과가 나아지지 않았을 때의 좌절감은 겪어본 사람만이 알 수 있다. 처음에는 신경 압박으로 인한 통증이 주된 문제였지만, 시간이 지나면서 주변 근육이 제대로 쓰이지 못해 점점 약해지고, 결국 근력 자체가 무너지는 단계로 접어든다. 이 상태가 되면 조금만 걸어도 통증이 생기고, 쉽게 피로해져 반드시 쉬어야 다시 움직일 수 있는 악순환이 반복된다. 치료를 받아도 그때뿐이다.

그래서 고령자에게는 치료만큼이나 근력 운동이 필수다. 근력이 있어야 오래 걸을 수 있고, 보행 시 고관절·허벅지·무릎에 가해지는 하중을 견뎌 통증을 줄일 수 있다. 다시 말해 근력은 통증을 견디는 힘이자, 회복의 출발점이다.

하지만 현실적인 문제는 대부분의 어르신들이 자신의 근력 수준에 맞는 운동을 잘 모른다는 점이다. 최근에는 만보 걷기, 황토길 걷기, 바닷가 모래사장 걷기 등이 건강 운동처럼 유행하고 있다. 지자체에서 황토길을 조성할 만큼 걷기 장소는 어르신들 사이에서 인기 있는 '핫플레이스'가 되었다. 그러나 걷기 역시 몸 상태에 맞게 해야 운동이 된다.

몸에 좋다는 말만 믿고 아파도 참고, 힘들어도 억지로 걷다 보면 건강해지기는커녕 오히려 걷는 것 자체가 점점 더 힘들어지고, 결국 병원에 입원하는 경우도 늘고 있다. 실제로 최근 입원하신 한 고령 환자도 "만보 걷기가 좋다"는 말만 믿고 매일같이 걸었지만, 얼마 지나지 않아 정강이가 아프고 종아리가 찢어질 듯한 통증 때문에 더 이상 걷지 못하는 상태가 되었다.

운동은 많이 한다고 좋은 것이 아니다. 특히 고령자에게는 운동의 양보다 강도와 순서가 훨씬 중요하다. 세상에는 '이 운동이 좋다'는 정보는 넘쳐나지만, 정작 '내 몸에 맞는 운동'을 알려주는 경우는 드물다.

결국 건강을 지키는 가장 확실한 방법은, 내 근력을 먼저 점검하고 그 수준에 맞게 운동하는 것이다. 자기 근력 이상으로 무리하면 통증은 줄어들지 않고 오히려 더 심해질 수 있다.

그래서 이번 고령자들을 위한 근력 운동 챕터는 실제 병원 재활치료 현장에서처럼 먼저 현재 근력을 확인하고, 결과에 따라 단계별 운동을 선택할 수 있도록 구성했다.

다른 챕터들과 달리 '운동을 가르치기 전에 몸 상태부터 점검하는 방식'으로 정리했으니, 고령자 본인은 물론 보호자와 치료자 모두에게 실질적인 도움이 되기를 바란다.

중둔근 운동

고령자들이 가장 조심해야 할 사고 중 하나는 낙상(넘어짐)이다. 균형을 잃고 넘어지면 대퇴골두 골절로 이어질 수 있고, 심한 경우에는 생명까지 위협받을 수 있다. 따라서 몸의 균형을 잡아주는 핵심 근육인 중둔근을 강화하는 것은 선택이 아니라 필수다.

중둔근은 한 발로 서 있거나 걸을 때 골반이 흔들리지 않도록 잡아주는 역할을 한다. 이 근육이 약해지면 보행 시 중심이 쉽게 무너지고, 작은 턱이나 미끄러운 바닥에서도 넘어질 위험이 크게 높아진다.

다만 고령자의 경우, 반드시 자신의 근력 단계에 맞는 운동을 선택해야 한다. 근력이 충분히 받쳐주지 않는데도 무리한 동작을 시도하면 통증이 생기고, 결국 운동 자체를 포기하게 되기 쉽다. 아래는 실제

재활 현장에서 사용하는 단계별 중둔근 운동 방법이다.

- 1단계(기초): 옆으로 누운 자세에서 무릎을 구부린 상태로 다리를 벌렸다가 오므린다. 이때 다리를 크게 들 필요는 없다. 엉덩이 옆쪽이 살짝 조여지는 느낌만 있어도 충분하다.

  → 좌우 각각 5회씩, 3세트
- 2단계(초급): 옆으로 누운 자세에서 다리를 곧게 편 상태로, 다리를 옆으로 들어 올렸다가 천천히 내린다. 다리를 들 때 몸통이 뒤로 젖혀지지 않도록 주의한다.

  → 좌우 각각 10회씩, 3세트([그림 6-14] 참고)

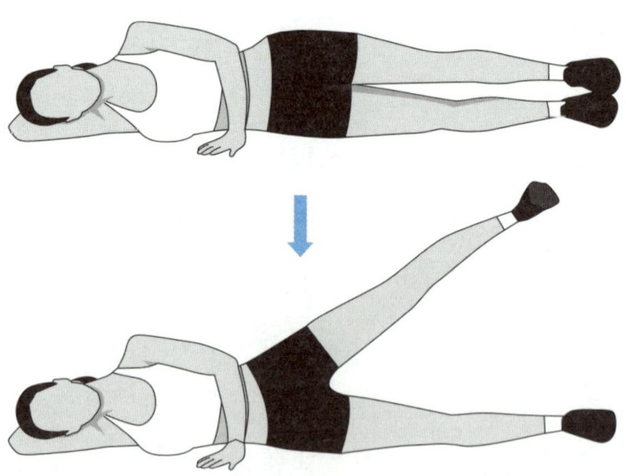

그림 6-14　옆구리가 올라가지 않게 다리만 벌린다.

- 3단계(중급): 2단계 동작이 무리 없이 가능하다면, 무릎 사이에 저항 밴드를 걸거나 발목에 가벼운 모래주머니를 착용한 상태에서 같은 동작을 진행한다.

  → 좌우 각각 10회씩, 3세트([그림 6-15] 참고)

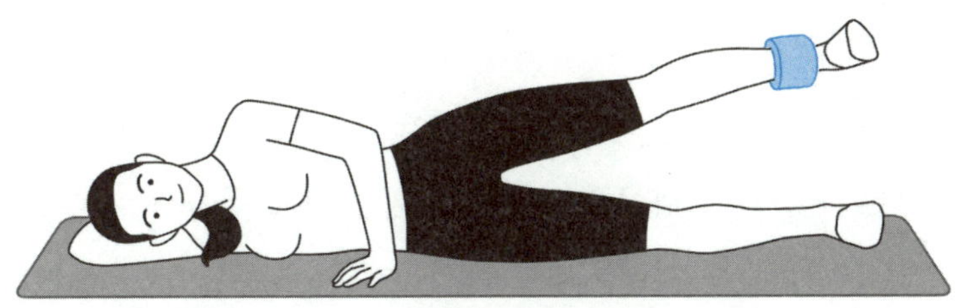

그림 6-15　운동 중 통증이 생기면 무게를 낮춘다(밴드의 저항을 낮춘다).

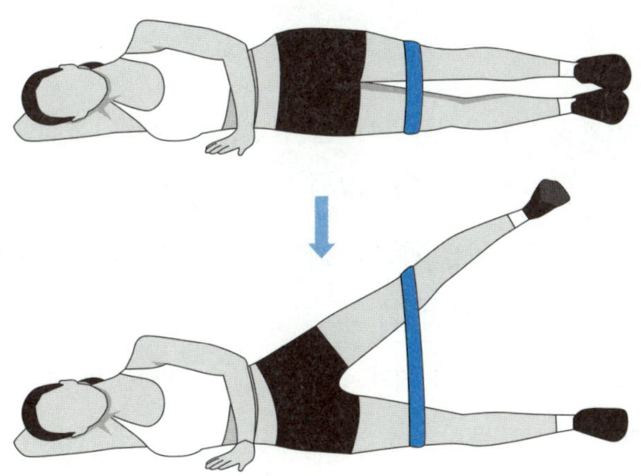

그림 6-16　무릎에 통증이 있다면 통증이 생기기 전까지만 구부린다. 그래도 통증이 있으면 3단계까지만 진행한다.

- 4단계(중급 이상): 위 동작이 충분히 가능하다면, 이번에는 저항 밴드를 무릎 위쪽에 끼운 상태에서 한쪽 다리를 들어 올렸다가 천천히 원위치로 돌아온다.
  → 좌우 각각 10회씩, 3세트([그림 6-16] 참고)

브릿지 운동

브릿지 운동은 몸에 큰 무리를 주지 않으면서도 척추를 안정적으로 지지하고, 골반과 엉덩이 근육을 강화해 균형을 잡아주는 운동이다. 특히 고령자에게 꼭 필요한 대표적인 코어·하체 운동이라 할 수 있다.

이 운동은 누운 자세에서 진행되기 때문에 낙상 위험이 없고, 단계별로 난이도를 조절할 수 있어 근력이 약한 사람도 안전하게 시작할 수 있다.

- 1단계(기초): 바로 누운 자세에서 무릎을 구부리고, 발은 어깨너비 정도로 벌린다. 이 상태에서 엉덩이를 살짝 들어 올려 바닥에서 떼어준다. 허리를 과하게 꺾지 말고, 엉덩이에 힘이 들어가는 감각만 느끼면 충분하다.
- 2단계(초급): 1단계가 쉽게 된다면, 같은 자세에서 양팔을 바닥에 밀착한 상태로 브릿지를 진행한다. 몸통이 더 안정되며 엉덩이 근육 자극이 증가한다([그림 6-17] 참고).
- 3단계(중급): 2단계가 무리 없이 가능하다면, 같은 자세에서 한쪽

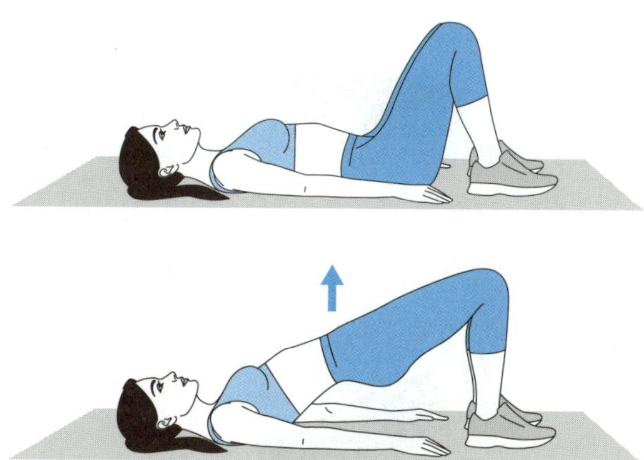

그림 6-17   엉덩이 근육을 직접적으로 수축시켜 탄탄한 라인을 만들어준다.

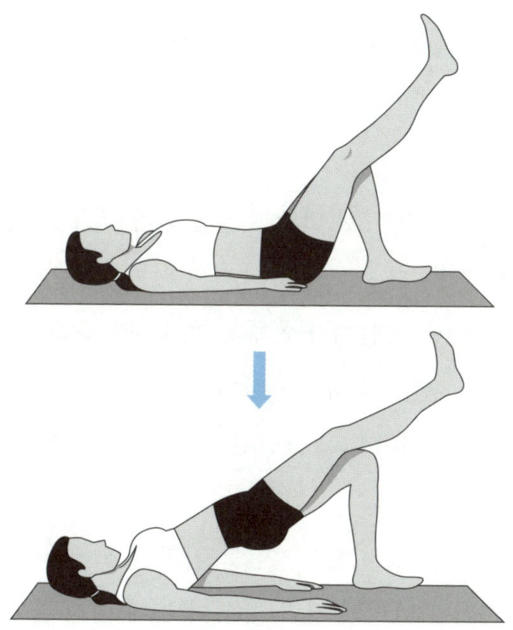

그림 6-18   다리를 들어 올릴 때도 양팔이 바닥에 붙어 있도록 주의한다.

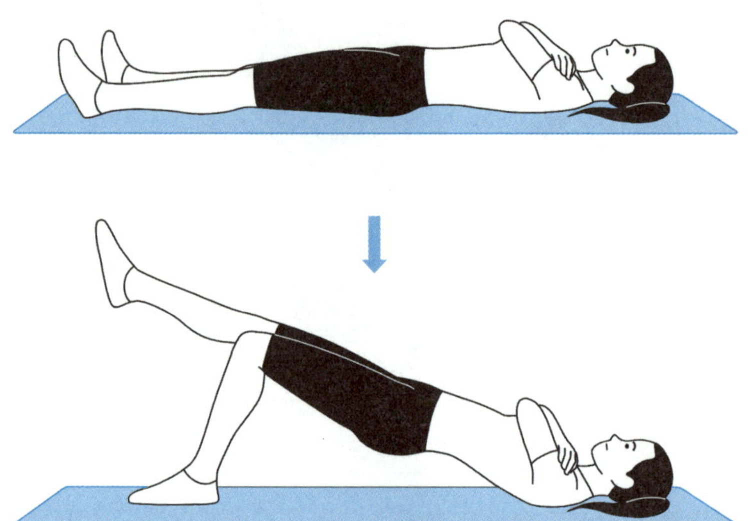

그림 6-19　손을 바닥에 떼면 지지하는 힘이 약해져서 발에 더욱 힘을 주게 된다.

다리를 쭉 편 상태로 한 발 브릿지를 한다. 좌우를 번갈아 진행한다([그림 6-18] 참고).

• 4단계(중급 이상): 3단계가 쉽게 느껴진다면, 양손을 가슴 위에 모은 상태에서 3단계 동작을 진행한다. 팔의 지지가 사라지면서 코어와 골반 안정성이 더욱 요구된다([그림 6-19] 참고).

중둔근 운동과 브릿지 운동, 이 두 가지만 꾸준히 실천해도 걸을 때 느끼던 골반이나 다리의 저림, 통증이 눈에 띄게 줄어드는 효과를 경험할 수 있다.

모든 근력 운동이 끝난 후에는 반드시 운동한 부위를 풀어주고 마무리해야 한다. 많은 사람이 '운동하면 몸이 저절로 풀린다'고 생각해 스트레칭 없이 바로 마무리하지만, 이렇게 하면 근육의 피로가 누적되어 오히려 통증을 유발할 수 있다. 따라서 운동 후에는 폼롤러, 마사지볼 같은 소도구를 이용해 엉덩이·허벅지·허리 주변 근육을 충분히 이완시켜주도록 한다.

또한 실내 자전거를 주 3회, 20분 정도 타면 허벅지 근육 강화에 큰 도움이 된다. 걷기 운동만으로는 허벅지 근육이 충분히 발달하지 않기 때문에, 근력 향상이 목표라면 자전거 운동을 루틴에 포함하는 것이 바람직하다.

이 장에서 소개한 운동들은 결코 어렵지 않다. 하지만 꾸준히 실천한다면 분명한 변화를 느낄 수 있다. 하루 대부분을 앉아서 보내는 현대인에게 바른 자세와 근육의 힘은 가장 확실한 자산이다.

"오늘도 앉아 있는 동안 건강해질 수 있습니다."

이 한 문장이 여러분의 일상에 자연스럽게 스며들기를 바라며, 지금 이 순간부터 한 동작씩 실천해보길 바란다.

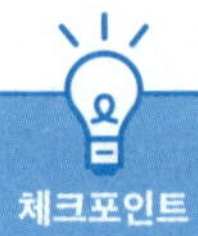

일상의 작은 습관으로 운동하기

오늘의 실천

- 내가 가장 오래 앉아 있는 시간대에 운동 하나를 정해놓자.
- 하루 5분만이라도 꾸준히 움직이면 변화가 시작된다.
- 몸이 움직이면 마음도 가볍고 기분도 좋아진다.

동작 주의사항

- 허리가 무너진 상태로 운동하지 않기(요추 전만 유지 필수!)
- 무리하게 반복하지 않기 → 통증 발생 시 즉시 중단
- 처음엔 천천히, 익숙해지면 조금씩 횟수를 늘려가기

직업·상황별 소도구 활용법

"내 일상에 딱 맞는 도구, 뭐가 좋을까?"

직업별로 자주 겪는 불편함에 따라 추천 도구와 활용 포인트를 쉽게 정리해보았다. 자신의 일상에 맞는 도구를 활용한다면 더욱 편안하게 앉아 있을 수 있을 것이다. 이제 여러분의 직업에 맞는 도구를 찾아 직접 활용해보길 바란다.

사무직 직장인

- 자주 겪는 문제: 허리 통증, 어깨 결림, 엉덩이 저림
- 추천 도구: 요추 쿠션, 테니스공, 밸런스 패드

- 활용법

① 요추 쿠션 → 허리 뒤에 받쳐 앉아 요추 전만을 유지하면 말려 앉는 자세를 방지하고 허리 통증을 예방할 수 있다.

② 테니스공 → 엉덩이 밑에 놓고 앉으면 이상근 증후군으로 인한 엉덩이 저림을 완화하고, 긴장된 어깨 근육까지 풀어주는 데 효과적이다.

③ 밸런스 패드 → 패드 위에 앉아 있으면 엉덩이 근육이 자연스럽게 자극되면서 바른 자세 유지에 도움을 준다.

학생 및 수험생

- 자주 겪는 문제: 집중력 저하, 거북 목, 엉덩이 뻐근함
- 추천 도구: 미니 짐볼, 발 지압볼, 마사지 스틱
- 활용법

① 미니 짐볼 → 허벅지 사이에 끼우고 조여주면 허벅지와 엉덩이 근육이 자극되면서 졸음을 방지하고 집중력을 높일 수 있다.

② 발 지압볼 → 발바닥을 굴리며 자극하면 혈액 순환이 촉진되어 피로가 회복되고 정신이 맑아진다.

③ 마사지 스틱 → 종아리와 허벅지를 직접 마사지하면 피로 회복과 근육 이완에 효과적이다.

운전자 / 택시·버스 기사

- 자주 겪는 문제: 허리 뻐근함, 목 결림, 다리 저림
- 추천 도구: 롤쿠션, 미니 폼롤러, 요가 스트랩
- 활용법
  ① 롤쿠션 → 좌석과 허리 사이에 넣어 허리의 C자 굴곡을 방지하면 올바른 척추 자세를 유지할 수 있어 허리 통증 예방에 효과적이다.
  ② 미니 폼롤러 → 쉬는 시간에 등을 대고 굴리거나 허리 스트레칭을 해주면 장시간 운전으로 뭉친 근육이 풀리고 피로 회복에 도움이 된다.
  ③ 요가 스트랩 → 다리를 쭉 뻗어 스트레칭하면 허벅지 뒤 근육이 이완되어 다리 저림과 긴장이 완화된다.

디자이너 / 개발자 / 프로그래머

- 자주 겪는 문제: 굽은 등, 어깨 결림
- 추천 도구: 폼롤러, 마사지볼, 루프 밴드
- 활용법
  ① 폼롤러 → 등을 대고 스트레칭하면 어깨 결림을 완화하고 굽은 어깨를 펴는 데 효과적이다.
  ② 마사지볼 → 등을 벽이나 바닥에 대고 견갑골 사이에 두고 굴리

면 어깨 통증과 결림이 해소된다.

③ 루프 밴드 → 무릎에 걸고 바깥쪽으로 벌리는 동작을 하면 엉덩이 근육이 자극되고 바른 자세 유지에 도움이 된다.

콜센터 / 고객 상담직

- 자주 겪는 문제: 턱관절 긴장, 등 통증, 손목 통증
- 추천 도구: 목 지지 쿠션, 미니볼, 마사지 스틱
- 활용법

  ① 목 지지 쿠션 → 목 뒤에 대고 앉으면 거북 목을 방지할 수 있고 턱관절 긴장을 완화한다.

  ② 미니볼 → 등을 기대고 앉을 때 등 뒤에 두면 자세가 무너지지 않아 등 통증을 예방할 수 있다.

  ③ 마사지 스틱 → 손목과 팔에 사용하면 반복적인 업무로 인한 손목 통증을 줄이는 데 도움이 된다.

생산직 / 작업자

- 자주 겪는 문제: 장시간 앉기, 허리·골반 통증
- 추천 도구: 요추 패드, 짐볼, 루프 밴드
- 활용법

  ① 요추 패드 → 허리에 대고 앉아 요추 전만을 유지하면 허리 통

증을 예방할 수 있다.

② 짐볼 → 중간중간 허벅지 사이에 끼우고 조여주면 엉덩이 근육이 자극되어 골반과 허리를 보호한다.

③ 루프 밴드 → 무릎에 걸고 벌려주는 동작을 하면 고관절을 보호하고 엉덩이 근육을 강화하는 데 효과적이다.

재택근무자 / 프리랜서

- 자주 겪는 문제: 자세 무너짐, 무릎·고관절 통증
- 추천 도구: 밸런스 패드, 발 받침대, 쿠션
- 활용법

① 밸런스 패드 위에 앉기 → 자연스러운 긴장감을 유지해 바른 자세를 돕는다.

② 발 받침대 사용 → 허리와 무릎의 부담을 줄여 장시간 앉아 있어도 편안하다.

③ 엉덩이 뒤 쿠션 받치기 → 말린 자세를 방지해 허리 통증을 예방한다.

장시간 게임 / 스트리머

- 자주 겪는 문제: 승모근 뭉침, 허리·등 통증, 손목 부담
- 추천 도구: 마사지건, 요추 쿠션, 손목 받침대

- 활용법

  ① 의자 등받이에 요추 쿠션 받치기 → 허리를 보호하고 바른 자세를 유지한다.

  ② 스트리밍 후 마사지건으로 승모근 이완 → 어깨와 목의 긴장을 풀어준다.

  ③ 손목 받침대 사용 → 손목 피로를 줄여 장시간 작업 시 부담을 덜어준다.

이렇게 직업별 맞춤 소도구 가이드를 통해 각 직업군에서 자주 겪는 불편함을 해결하고, 더욱 건강한 자세를 유지할 수 있다. 작은 도구 하나라도 제대로 활용한다면 하루의 피로를 줄이고, 통증을 예방하며, 더 오래 건강한 몸을 유지하는 데 큰 도움이 된다. 이제 각자의 일상 속에서 꼭 맞는 도구를 선택해 활용해보길 바란다.

하루 루틴 예시(사무직 기준)

의자에서 할 수 있는 미니 루틴, 이렇게 해보자!

- 출근 직후 → 요추 쿠션 세팅 + 테니스공 엉덩이 아래
- 1시간 후 → 발 지압볼 굴리기 + 어깨 으쓱으쓱
- 점심 후 → 루프 밴드로 무릎 살짝 벌리며 근막 자극
- 오후 3시쯤 → 미니 짐볼 허벅지 끼우고 조이기 → 집중력 UP

오늘부터 시작하는
가장 작은 변화

우리는 별생각 없이 앉아 있던 자세 때문에 두통이 생기고, 소화 불량이 나타나며, 심지어 치매나 대상 포진 같은 큰 질환으로까지 이어질 수 있다는 사실을 그동안 잘 알지 못했다. 이 책이 말하고자 하는 것은 거창한 변화가 아니다. 단지 '앉을 때 한 번만 내 자세를 점검하자'는 것이다.

아직까지 '의자병'이라는 말이 낯설게 느껴질 수 있다. 그러나 전 세계 수많은 사람이 원인 모를 통증에 시달리며, 진통제는 물론 마약성 약물에까지 의존하고 있다는 현실은 더 이상 가볍게 넘길 문제가 아니다. 이 책을 쓰게 된 이유도 바로 그 심각성을 알리고 싶었기 때문이다.

원인이 없는 질병은 없다. 우리가 아직 원인을 찾지 못했을 뿐이다. 과거에는 불치병이라 불리던 질환들도 시간이 지나 치료법을 찾아냈듯, 지금 우리 앞에 놓인 많은 질환 역시 면역력과 회복력을 기르면 충분히 극복할 수 있다. 문제는 병 그 자체보다 병에 대한 두려움과 포기하는 것이 우리를 더 아프게 만든다는 점이다.

올해 초, 80대 중반의 한 할머니가 내원했다. 대형 병원에서조차 "이제는 누워 계시다 돌아가실 것"이라는 말을 듣고, 가족들까지 마음의 준비를 하던 상황이었다. 걸을 수 없을 정도의 극심한 골반 통증과 다리 저림에 숨 쉬기조차 힘든 상태였다. 그러나 장요근과 이상근을 이완시키고 맞춤 치료를 이어가자, 변화가 시작되었다. 2주 만에 휠체어에서 워커로, 3주 만에 스스로 걸어 퇴원할 수 있을 만큼 호전되었다. 식사량도 늘고, 표정과 말투에서도 활력이 돌아왔다.

보호자인 딸은 이렇게 말했다.

"이렇게 좋아질 수 있는데, 몰라서 못 왔던 게 너무 억울합니다. 병원에서 안 된다고 하니, 정말 안 되는 줄 알고……. 그대로 두었으면 어머니를 잃을 뻔했습니다."

세상에는 이렇게 치료할 방법이 있는데도 몰라서, 혹은 시도조차 하지 못해 고통 속에서 삶을 마감하는 분들이 너무 많다. 그래서 이 책은 하루라도 빨리, 더 많은 사람에게 가닿아야 한다고 믿는다.

자, 이제 우리 모두 오늘부터 실천해보자.

앉는 자세를 바꾸고, 작은 도구와 간단한 운동으로 내 몸을 지켜보자. 만약 통증이 줄고 건강이 회복된다면, 그 경험을 꼭 주변 사람들과 나누자. 나 한 사람의 변화가 가족과 이웃, 나아가 더 많은 사람에게 건강한 웃음을 전해줄 수 있다.

나는 믿는다.

이 작은 변화가 모여, 결국 우리 사회와 세상을 조금 더 건강한 방향으로 움직이게 하리라는 것을.

자가 진단 체크 리스트

1. 허리 및 척추 상태 점검

자주 느끼는 통증 부위

- ☐ 허리 통증
- ☐ 목 통증
- ☐ 어깨 결림
- ☐ 등 통증

일상에서 불편함을 느끼는 자세

- ☐ 앉아 있을 때 허리가 불편하다.
- ☐ 장시간 앉아 있으면 다리가 저린다.
- ☐ 앉을 때 자꾸 등이 굽는다.

자세 점검

- ☐ 앉을 때 골반이 뒤로 기울어지는 느낌이 든다.
- ☐ 앉을 때 머리가 앞으로 나가게 된다.

2. 의자 사용 체크

의자와 내 몸의 관계

☐ 의자에 앉을 때, 발이 바닥에 닿지 않는다.

☐ 의자에 앉을 때, 무릎이 엉덩이보다 높은 상태가 된다.

☐ 의자에 앉을 때 엉덩이가 의자 뒤쪽으로 미끄러진다.

팔걸이 사용 여부

☐ 팔걸이가 높아 어깨에 부담이 간다.

☐ 팔걸이가 너무 낮아서 팔꿈치가 올바른 위치에 오지 않는다.

의자 조정 여부

☐ 의자 높이를 조절해도 편안한 자세를 찾기 어렵다.

☐ 의자에 앉을 때 등받이가 제대로 지지하지 않는다.

3. 근육 이완 상태 점검

근육 긴장 여부

☐ 자주 허리나 목이 뻣뻣해진다.

☐ 엉덩이, 허벅지, 어깨 근육이 자주 뭉친다.

☐ 운동 후 근육이 풀리는 데 시간이 많이 걸린다.

피로감 및 스트레스

☐ 하루 중 피로감이 쉽게 몰려온다.

☐ 스트레스를 받으면 허리나 목에 통증이 느껴진다.

이완 필요성

☐ 하루에 한 번 이상 근육 이완이 필요하다.

☐ 자주 스트레칭이나 마사지가 필요하다고 느낀다.

4. 운동 및 활동량 점검

운동 빈도

☐ 하루 30분 이상 운동을 하지 않는다.

☐ 앉아서 일하는 시간이 하루에 6시간 이상이다.

☐ 운동을 하려고 해도 바쁘거나 피곤해서 하지 못한다.

운동 시 통증

☐ 운동 후 허리나 목 통증이 느껴진다.

☐ 운동을 해도 몸의 피로가 쉽게 풀리지 않는다.

근력 부족

☐ 근육이 쉽게 피로해진다.

☐ 하체 근육에 힘이 없다.

5. 자세 교정 여부 점검

바른 자세 인식 여부

☐ 내가 앉을 때나 서 있을 때 바른 자세인지 잘 모르겠다.

☐ 바른 자세를 유지하려면 많은 노력이 필요하다.

자세 유지 어려움

☐ 의자에 앉을 때 허리가 자꾸 굽힌다.

☐ 다리를 꼬거나 한쪽 엉덩이로만 앉는 경향이 있다.

자세 교정 필요성

☐ 꾸준히 바른 자세를 유지하는 것이 어렵다.

☐ 자세 교정을 시도했지만, 쉽게 몸이 원래 자세로 돌아간다

자가 진단 체크 리스트 사용법
- 위 체크리스트를 **자가 점검**하여 **각 항목에서 두 개 이상 체크**된 항목이 있다면, 당신의 **자세나 근육 상태**에 문제가 있을 수 있습니다.
- 각 항목에 대한 해결책과 개선 방법을 책에서 제공하는 **운동법**이나 **자세 교정법**을 통해 실천하세요.
- **하루에 한 번, 또는 일주일에 한 번** 이 체크리스트를 다시 점검하여, **변화가 일어났는지** 확인하고 기록하세요.

추가적인 팁
- **중간 점검:** 1개월 후, 위 체크리스트를 다시 작성해보세요. **자세와 운동 습관**이 개선되었는지 확인할 수 있습니다.
- **목표 설정:** 각 항목에서 개선하고 싶은 목표를 설정하고, 이를 **작은 실천으로** 차근차근 해결해나가세요.

매일 실천 체크 리스트

1. 바른 자세 유지

☐ 의자에 앉을 때, **골반이 뒤로 기울어지지 않도록** 하고, **요추 전만**을 유지했다.

☐ 발이 **편안히 바닥에 닿고, 발꿈치가 떨어지지 않도록** 했다.

☐ **모니터와 시선**이 맞아, **목을 숙이지 않도록** 조정했다.

☐ 하루에 최소 한 번, **1시간마다 일어나서 스트레칭**을 했다.

2. 운동 실천

☐ 하루 10분 이상 **스트레칭**이나 **근력 운동**을 했다.

☐ **근육 이완**을 위해 하루 중 **한 번 이상 스트레칭**을 했다.

☐ **팔꿈치 회전**이나 **어깨 회전** 운동을 5분 정도 했다.

3. 소도구 활용

☐ **폼롤러**나 **테니스공**을 사용하여 3분 이상 **근육 이완**을 했다.

☐ **미니 루프 밴드**를 사용해 **둔근 활성화 운동**을 했다.

4. 근육 이완 및 스트레칭

☐ **장요근 스트레칭**을 30초 이상 진행했다.

☐ **대둔근 스트레칭**을 30초 동안 했다.

☐ **햄스트링 스트레칭**을 양쪽 다리마다 30초씩 했다.

☐ **흉쇄유돌근**을 풀기 위한 스트레칭을 30초간 진행했다.

5. 건강한 생활 습관

☐ **하루 2리터 이상의 물**을 마셨다.

☐ **하루 7~8시간 수면**을 취했다.

☐ **식사 후 30분** 이내에 바로 앉아 있지 않도록 했다.

매주 점검 리스트

1. 자세 점검

- ☐ **앉은 자세**가 바르게 유지되었는지, **몸이 기울어지지 않도록** 체크했다.
- ☐ 의자에 앉을 때 **팔꿈치와 어깨 위치**가 편안했는지 확인했다.
- ☐ 의자 높낮이와 **발꿈치 위치**가 적절했는지 점검했다.

2. 운동 실천 평가

- ☐ 매일 실천한 **운동 루틴**을 점검하고, **어떤 근육이 가장 뻣뻣하거나 피로해지는지** 기록했다.
- ☐ **근력 운동**을 꾸준히 실천했는지 점검하고, 운동 강도를 점차적으로 **높여가는 계획**을 세웠다.
- ☐ **운동 루틴**에서 개선할 점이 있는지 점검하고, 새로운 **운동을 추가**해보았다.

3. 소도구 활용 점검

☐ **소도구를 사용한 스트레칭**을 매일 실천했는지 점검하고, **소도구 활용 루틴**을 점검했다.

☐ 소도구를 **적절히 활용**하면서 **근육 통증**이 줄어들었는지 확인했다.

4. 근육 이완 상태 점검

☐ **근육의 긴장 상태**를 점검하고, 어떤 부위가 특히 긴장되고 있는지 기록했다.

☐ **근육 이완 스트레칭**이 효과적으로 이루어졌는지, 통증 감소와 이완 상태를 체크했다.

5. 건강한 생활 습관 점검

☐ **식단 점검**: 주간 동안 **영양 균형**을 맞춘 식사를 했는지 점검하고, 과도한 **가공식품** 섭취를 줄였다.

☐ **수면의 질**을 체크하고, 충분히 **휴식**을 취할 수 있도록 생활 습관을 점검했다.

☐ **스트레스 관리** 방법을 점검하고, 꾸준히 **명상, 운동, 독서** 등으로 스트레스를 해소하는 방법을 실천했다.